COCHLEAR IMPLANT MAPPING
THE THEORY AND PRACTICE

人工耳蜗调试
理论与实践

Cochlear Implant Mapping the Theory and Practice

主　编｜银　力

副主编｜孟庆林　曹永茂　刘　莎

人民卫生出版社
·北　京·

图书在版编目（CIP）数据

人工耳蜗调试理论与实践 / 银力主编. —北京：
人民卫生出版社，2023.5
ISBN 978-7-117-34766-2

Ⅰ. ①人… Ⅱ. ①银… Ⅲ. ①人工耳－耳蜗－调整试
验 Ⅳ. ①R318.18

中国国家版本馆 CIP 数据核字（2023）第 089050 号

人卫智网	www.ipmph.com	医学教育、学术、考试、健康， 购书智慧智能综合服务平台
人卫官网	www.pmph.com	人卫官方资讯发布平台

人工耳蜗调试理论与实践
Rengong'erwo Tiaoshi Lilun yu Shijian

主　　编：银　力
出版发行：人民卫生出版社（中继线 010-59780011）
地　　址：北京市朝阳区潘家园南里 19 号
邮　　编：100021
E - mail：pmph @ pmph.com
购书热线：010-59787592　010-59787584　010-65264830
印　　刷：北京瑞禾彩色印刷有限公司
经　　销：新华书店
开　　本：787 × 1092　1/16　　印张：13
字　　数：284 千字
版　　次：2023 年 5 月第 1 版
印　　次：2023 年 6 月第 1 次印刷
标准书号：ISBN 978-7-117-34766-2
定　　价：152.00 元

打击盗版举报电话：**010-59787491**　　E-mail：**WQ @ pmph.com**
质量问题联系电话：**010-59787234**　　E-mail：**zhiliang @ pmph.com**
数字融合服务电话：**4001118166**　　E-mail：**zengzhi @ pmph.com**

编者及其单位（按姓氏汉语拼音排序）

曹永茂　武汉大学人民医院

陈　平　广西医科大学第一附属医院

陈艾婷　中国人民解放军总医院第一医学中心

陈洪斌　浙江诺尔康神经电子科技股份有限公司美国研发中心

陈乐意　西班牙国家听力保健和听力师协会（ANA）

（Leyi Chen）

陈雪清　首都医科大学附属北京同仁医院 北京市耳鼻咽喉科研究所

陈燕妮　诺尔康听觉言语医学研究院

阿依木·迪亚尔　新疆维吾尔自治区人民医院

高珊仙　诺尔康听觉言语医学研究院

郭素英　南昌大学第二附属医院

洪梦迪　中国人民解放军总医院第一医学中心

洪拥军　厦门大学附属中山医院

黄　穗　浙江诺尔康神经刺激科学研究院

金　昕　中华医学会杂志社

孔　颖　首都医科大学附属北京同仁医院

李　蕴　上海交通大学医学院附属第九人民医院

林有辉　福建医科大学附属第一医院

刘　博　首都医科大学附属北京同仁医院 北京市耳鼻咽喉科研究所

刘　敏　中山大学附属第一医院

刘　莎　首都医科大学附属北京同仁医院

龙　墨　中国听力语言康复研究中心

卢　伟　郑州大学第一附属医院

陆　锋　中国聋人协会

孟庆林　华南理工大学

彭惠融　诺尔康听觉言语医学研究院

钱宇虹　南方医科大学珠江医院

苏　珍　诺尔康听觉言语医学研究院

孙寒冬　诺尔康听觉言语医学研究院

孙晓安　浙江诺尔康神经刺激科学研究院

屠文河　杭州汇听科技有限公司

王聪娜　中国听力医学发展基金会

王珏萌　诺尔康听觉言语医学研究院

王一红　福建省立医院

魏朝刚　北京大学第一医院

郗　昕　中国人民解放军总医院第一医学中心

肖永涛　浙江中医药大学

熊观霞　中山大学附属第一医院

杨彩虹　厦门大学附属第一医院

叶　红　中国听力语言康复研究中心

银　力　诺尔康听觉言语医学研究院, 深圳市耳鼻咽喉科研究所,
　　　　浙江省神经电子与脑机接口技术重点实验室

张晓强　诺尔康听觉言语医学研究院

章佳棋　诺尔康听觉言语医学研究院

赵春瑞　深圳市儿童医院

赵佳渊　诺尔康听觉言语医学研究院

周道民　浙江省神经电子与脑机接口技术重点实验室

周啟凤　诺尔康听觉言语医学研究院

秘　　书　高珊仙　诺尔康听觉言语医学研究院

图片美工　林　雁　浙江诺尔康神经刺激科学研究院
　　　　　项丽阳　浙江诺尔康神经刺激科学研究院

主编简介

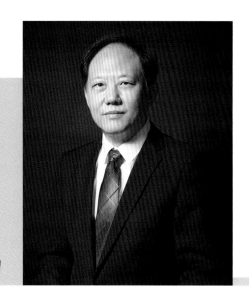

银 力

　　北京人，1963年出生。获临床医学、听力学和医药管理学3个学位。早年在深圳市第二人民医院从事耳鼻喉科医师工作15年，随后在人工耳蜗企业科利耳公司（Cochlear Ltd.）任中国区临床总监，从事人工耳蜗临床科研、应用和疑难病例处理工作10年。现任诺尔康听觉言语医学研究院院长，浙江省神经电子与脑机接口技术重点实验室副院长，诺尔康首席医学、首席听力学专家职务，管理人工耳蜗的科研、应用和疑难病例处理工作。人工耳蜗行业从业22年来，为数千名人工耳蜗植入者进行调试，解决疑难问题，积累了大量人工耳蜗调试的实用临床经验。期间还担负首都医科大学、四川大学华西医学中心、浙江中医药大学和复旦大学上海医学院八年制临床医学专业人工耳蜗课程的授课任务。目前兼任深圳市耳鼻咽喉研究所客座教授、北京社会管理职业学院言语听觉康复技术专业建设指导委员会委员、全国助听器人工耳蜗专业委员会副主任委员、中国医疗保健国际交流促进会人工听觉分会常委、中国听力医学发展基金会常务委员等职务。拥有9项专利，其中1项为发明专利。于2017年3月荣获由中国残疾人康复协会颁发的疾病预防及康复科技进步奖二等奖。

序

因为本人从事听力学工作多年，有很多亲朋好友向我咨询，问我买助听器哪个品牌较好，我的回答是各个品牌中都有高档次和低档次的，所以品牌并不重要。最重要的是为你调试助听器的听力师的水平。谈及人工耳蜗，手术固然非常重要，但手术成功不等于人工耳蜗就一定成功。术后调试工作也是人工耳蜗系统工程的一个重要环节。负责调试的听力师除了应具备听力学特别是儿童听力学的理论知识和操作技能外，还应具备一定的医学、心理物理学、生物医学工程等相关学科的知识。人工耳蜗植入技术在中国开展了 20 多年，一直没有一本关于人工耳蜗调试的专著。这本由银力医师主编的《人工耳蜗调试理论与实践》一书填补了这方面的空白。

作为中澳听力学项目的学员，银力入学时是一名耳鼻喉科临床医生。经过一年多的脱产学习不仅掌握了听力学理论知识，还自费到澳大利亚国家听力中心进修实践，参加澳大利亚仿生耳研究所的人工耳蜗学习班。银力在澳大利亚科利耳公司和中国诺尔康公司的工作经历，使他具备了丰富的人工耳蜗工作经验，为本书的编写打下了坚实的基础。同时本书也有刘莎、曹永茂、龙墨、刘博、陈雪清、郗昕、卢伟、阿依木·迪亚尔等人的贡献，他们也是中澳听力学教育项目的学员，目前已是桃李满天下，成为中国听力学界的中流砥柱。作为中澳听力学教育项目的发起和协调者，我颇感欣慰，26 年前创立的听力学项目已经结出了丰硕的果实。

纵观全书，我认为其有以下特点。

1. 编者在第一章和第二章中详细阐述了人工耳蜗的基本工作原理和生物医学工作参数，这些知识可帮助人工耳蜗的临床工作者不但知其然而且知其所以然。

2. 此书的临床性非常强。不但详述了开机 / 调试前的准备工作，开机 / 调试的步骤细节，调试后评估和对植入者及其家属的指导，而且讨论了调试中可能出现的问题并提出了解决问题的方法。在第十一章设置了 15 个人工耳蜗调试案例。这些具有很好的参考价值。

3. 不同于各家人工耳蜗厂商编制的产品说明书，此书汇集了国内外诸多品牌的人工耳蜗的参数，所以对于人工耳蜗的临床听力工作者有普遍的指导意义。

4. 编者十分重视植入者及其家属的心理状态和感受。在本书的第九章和第十章就是着眼于植入者及其家属，讨论了他们如何参与调试以及他们可能提出的问题。

5. 编者不仅指导了人工耳蜗临床听力师的调机工作，而且扩展到了植入者的听声感受和康复体验，包括成人和语前聋、语中聋、语后聋的儿童。所以听力师不但要做好调试工作还需要重视调试后的效果。

综上所述，此书的目的是帮助读者深入理解理论知识，传承临床经验，让人工耳蜗充分发挥作用，最终让患者获得最大程度的听力康复。相信《人工耳蜗调试理论与实践》一书无论对于人工耳蜗调试的初学者抑或有一定从业经验的听力师均能起到启蒙或提高的作用。使其为广大人工耳蜗植入者做出更好的听声服务。

许时昂

于澳大利亚墨尔本

2023 年 3 月 12 日

前　言

　　人工耳蜗是帮助听力损失人群获得或恢复听觉的一种可植入人体的电子装置，分为植入体和体外机两部分。临床上，将人工耳蜗植入技术分为术前、手术和术后三个阶段。术前工作重点是实施各项检查、适应证评估、期望值调整和对患者/家人咨询指导。手术是将人工耳蜗植入体植入到人体内并实施术中检查。术后工作重点是开机和随访调试、康复和咨询指导等。其中手术的成败直接关系到术后效果。但手术时间一般在一到数小时内，而花费大量时间和精力的是术前和术后的围手术期工作。既往的书籍和文章对人工耳蜗植入术和术前评估均有较多的描述，而对人工耳蜗植入术后开机和随访调试则往往局限于由人工耳蜗厂家编制的手册或指南。人工耳蜗调试者往往很难从单一人工耳蜗厂家的培训材料中掌握全面的人工耳蜗调试理论和实践知识。为此我在积累二十余年为逾千例植入者开机和调试工作的经验基础上，参考国内外相关文献并与其他有着类似丰富调试经验的听力师一道编写成此书。

　　本书旨在为从事人工耳蜗调试工作的听力学工作者提供尽可能详尽的调试理论基础知识及开机调试操作方法和注意事项。全书共有 13 个章节，详细解释了调试工作中常见的概念、术语、参数等。针对调试过程中遇到的一些特殊问题进行了阐述，并提出了处理意见及具体方法。此外，部分编者还分享了他们的调试案例，更有植入者分享了他们的听声体验和康复经历。听力师通过系统掌握人工耳蜗调试工作的理论知识和实践操作技巧，从而为广大人工耳蜗植入者提供更优质的服务，确保他们能通过使用人工耳蜗设备达到听声效果最大化。

2023 年 4 月

重要调试参数列表

参数名称	英文	不同品牌命名的差异性
刺激电流脉冲	stimulation current pulse	无
刺激率	stimulation rate	无
刺激模式	stimulation mode	无
编码策略	coding strategy	无
电刺激上限值	upper limit level	M 值：领先仿生 MCL：美迪乐 C 值：科利耳和诺尔康
电刺激阈值	threshold level	T 值：诺尔康、科利耳和领先仿生 THR/T 值：美迪乐
输入动态范围	input dynamic range，IDR	无
瞬态输入动态范围	instantaneous input dynamic range，IIDR	无
自动增益控制	automatic gain control，AGC	无
自动灵敏度控制	automatic sensitivity control，ASC	无
增益	gain	无
声电响度映射	acoustic electric amplitude mapping，AEAM	诺尔康专有名词类似于科利耳的 Q 值
通道频率分配	frequency allocation	频率分配表（FAT）：科利耳
电刺激量	stimulation level	无
遥测	telemetry	神经反应遥测（NRT）：科利耳 神经反应成像（NRI）：领先仿生 听觉反应遥测（ART）：美迪乐 神经反应测试（NRM）：诺尔康
混合比	mix ratio	无
基值	base level	无
Q 值	Q value	科利耳专用名词，类似于诺尔康的声电响度映射

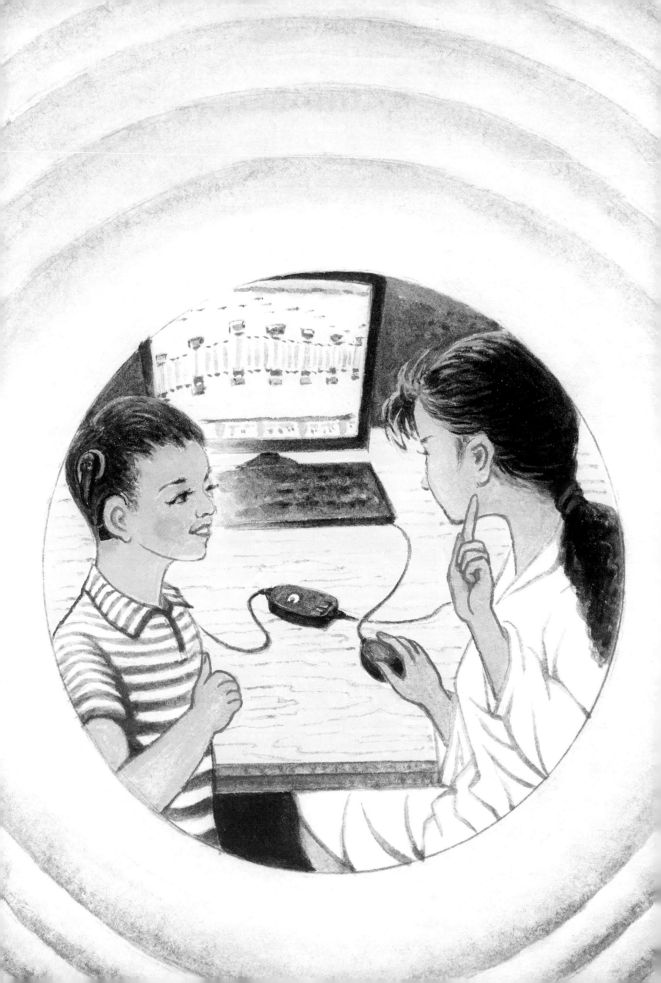

目　录

第一章 人工耳蜗调试概览

调试的英文原文是 mapping，可以译为调机或编程。其本意是信号映射匹配的过程，即将耳蜗内电刺激所产生的心理响度和音调信号与大脑听中枢相应区域做出映射匹配，从而识别信号的过程。由于笔者认为将 mapping 译为调机过于口语化，而译为编程也未能完整表达英文原文的意义，故本书采用了调试这一专业术语，将通过调试获得的 map 译为程序。

听力师对植入者的声音处理器进行调试的目的是"订制"设备，以便为每位人工耳蜗植入者（cochlear implant recipient）提供舒适和适用的人工耳蜗电刺激。调试前，听力师应与植入者和/或其家人进行充分交流沟通，并阅读能反映植入者电极（electrode）所处耳蜗内部位的 X 线片或 CT 片，这点对于开机和有疑难情况的植入者调试非常重要。在调试过程中，听力师首先使用调试软件创建或读取植入体和声音处理器的类型、程序和与之相关的基本参数，如刺激率（stimulation rate）、刺激模式（stimulation mode）、最大值（maxima）和编码策略（coding strategy）等。创建或读取完成后，听力师进行植入体阻抗测试，观察各电极阻抗结果，并根据阻抗结果决定选用的刺激电极（stimulating electrode）。听力师采用上述基本程序参数，测得每个电极（电极对）的阈值（threshold）和最大可接受响度或舒适度量级即上限值（upper limit level）所需的刺激电流量（current level，CL）或电流单位（current unit，CU）。

人工耳蜗刺激阈值（cochlear implant stimulation threshold）被定义为最低的刺激电流量，听声微弱但能被植入者持续察觉到的听性感觉。上限值被定义为人工耳蜗刺激的最大电流量，听声响亮但不会令植入者感到不适。测量这两个值非常重要，它们共同决定了每个通道（channel）或电极（电极对）的电刺激的动态范围（dynamic range）。听力师通过调试软件设定个性化的阈值和上限值，结合言语编码策略、刺激模式和其他参数而创建程序，通过程序对声音信号进行数字编码，将信号振幅转换为每个通道动态范围内的电刺激量，并发送该信息到人工耳蜗植入体线圈（transmission coil），接收刺激器（receiver/stimulator）解码数字化信号并通过电极向植入者耳蜗内发送双相电刺激脉冲（pulse），电流刺激听觉神经末梢，产生神经冲动并沿听觉神经传导通路传到大脑听中枢，从而使植入者产生听觉，感知到了声音。人工耳蜗电刺激产生听力的过程与正常听力和放大（如助听器放大）听力的过程有较大差别，图 1-0-1 将人体的正常听力过程、助听器（hearing aid）放大听力（amplified hearing）和人工耳蜗电子听力（electrical hearing）三种听力过程编在一处以方便对比。

当将声音处理器连接到调试系统时，听力师通过由植入者头件（headset）上的麦克风输

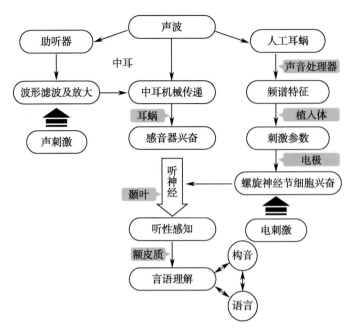

图 1-0-1　正常听力与人工耳蜗电子听力、助听器放大听力的对比图

入的声音实施程序测试（即实景听声，go live）。伴随着测试，程序会自动保存在程序槽位中（也有调试软件将程序下载到缓冲区）。程序的详细信息存储在静态随机存取存储器（static random-access memory，SRAM）中，后者也称为处理器的非易失性内存。实景听声时，植入者可以通过程序收听声音，听力师可以根据植入者的反馈实时调整程序参数。完成测试后，听力师应将程序保存到调试软件的植入者端数据库中备份，并作为将来调试的参考。做好数据备份这一操作很重要，因为阈值和上限值可能会随着程序使用时长而变化，即刺激电流值会随着植入者通过人工耳蜗的聆听经验和／或植入体的物理特性改变而发生变化，特别是在开机后 3 个月内尤为明显。因此听力师通过调用保存的程序可以纵向比较不同程序间的参数，尤其是在植入者反映程序间的声音或言语质量存在差异时进行比较，会有助于设定最佳程序。一些重要的参数会影响每个通道的阈值和上限值，并会影响每个通道产生的音调。听力师要根据植入者的反馈修改相应的参数，本书将在以下各章节中对一些主要参数和具体技术信息进行阐述。

人工耳蜗调试分为开机和随访调试两种类型。

（1）开机调试（switch on）：是听力师创建程序，植入者通过程序开始听声的过程。具体指人工耳蜗植入术后一段时间内（通常为术后 2～4 周），听力师将植入者体外和体内设备通过头件（隔头皮磁铁吸附）连接，检查植入体状态和设置、测试及保存程序并发出刺激，植入者开始听到声音的过程。

（2）随访调试（follow-up mapping）是优化植入者程序和解决听声问题的过程。具体是开机后特定的时间段，对植入体进行检测和程序调整，以及咨询、解决植入者的听声问题，并确保在调试后一段时期内使植入者达到最优化的聆听过程。

第二章　人工耳蜗调试理论基础

第一节　刺激电流及相关参数

人工耳蜗设备把声音信号转换成电流脉冲刺激螺旋神经节细胞以引发植入者听觉反应，这一电流称为刺激电流（stimulation current）。植入体沿电极束或电极阵列（electrode array）发出的电刺激通常是电荷平衡的双相电流脉冲波（图 2-1-1）。这种刺激形式已被证明是生物安全的，因为这些脉冲是电荷平衡的，即在两个方向都有等量的电荷通过。因此，在脉冲结束时，组织或电极内没有残存电荷，从而不会产生电化学反应或者电荷累积放电造成的异响。人工耳蜗调试的主要目的是获得或恢复植入者听取全部言语频率范围内的轻柔强度（如 35～50dB SPL）和会话强度（如 60～80dB SPL）的声音，通常频率范围是 100～8 000Hz（Boothroyd，2014），调试时，听力师也应将电刺激设置在能优化言语识别的刺激量。此外，还应选择能达到响度正常化的刺激量，即如果听力正常者认为听到的声音响度是轻柔的，人工耳蜗植入者也应该感到是轻柔的；而当听力正常者感到听到的声音很大时，人工耳蜗植入者也应该觉得声音大但不应感到不舒适。

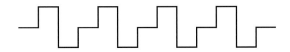

图 2-1-1　双相电脉冲波示意图

一、刺激电流顺序（时间）

此处刺激电流顺序（时间）（current sequence）指刺激电流发出的时间，分为顺序刺激和同步刺激两种。大多数现代人工耳蜗植入系统都是以一种时分复用（time-division multiplexing）的方式传递双相电脉冲。无论是在单个电极上，还是在多个电极之间，每个双相脉冲都是一个接一个地发生。换言之，不会同时呈现两个脉冲。这种刺激方式旨在减少或避免可能导致言语声音失真或模糊的通道交互干扰。与顺序刺激不同，同步刺激是指一次向多个电极发出电信号。早期使用同步刺激的信号编码策略称为同步模拟刺激（simultaneous analog stimulation，SAS）。在 SAS 信号编码策略中，输入声音被过滤成多个通道，每个通道的声音输出被转换成连续的电模拟信号，根据相应通道的频率和电极触点在耳蜗内的位置，信号被同步传送到所有的耳蜗内电极触点。研究表明（Zwolanet et al, 2001），具有低刺激量（即，低阈值和上限值）的领先仿生公司（Advanced Bionics, AB）产品植入者通常效果良好，他们倾向于使用 SAS 策略，而有较高刺激量的植入者则更适合顺序刺激。同步刺激通常是通过双极电极刺激模式（详见本章第五节"刺激模式"）得以实现，因为双极刺激可以减少通道间的相互作用。为了避免通道间的相互作用，目前的信号编码策略均未采用完全同步刺激。

也有使用部分同步刺激的方法，通过这种方法，双相电脉冲同时提供给两个不同的电极触点，但是这些电极触点被相对较大的距离隔开（图 2-1-2）。这种方法的目标是允许每个通道有更快的刺激速率（因为同时刺激两个通道），通过确保同步刺激两个距离相对较远的电极而降低了因传统同步刺激造成的通道间相互（干扰）作用。

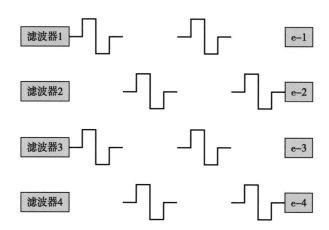

图 2-1-2　多脉冲采样器（MPS）信号编码策略中发生的部分同步刺激示意图
e1 和 e3、e2 和 e4 分别发出同步刺激。

二、刺激电流脉冲

人工耳蜗系统电极触点发出的电流脉冲（stimulation current pulse）主要有幅度和宽度两个参数。植入者感知到的声音响度是由单相传递到电极的电荷量所决定。电流脉冲幅值和脉冲宽度这两个参数的乘积决定了实际电荷量（图 2-1-3），电荷量的单位是库仑。

$$总电荷 = 电流幅值 × 脉冲宽度 \tag{2-1-1}$$

当为植入者实施心理物理测试时，系统采用双相电流脉冲刺激电极或通道，传递到植入体的电极与蜗神经组织界面的电荷越大，植入者感知到的声音就越大。听力师通过调节电流值确定脉冲的刺激输出量。

通过调节双相电流脉冲的强度来表达声信号的强度/响度，可以用以下两种方法中的一种来改变，既可以通过增加双相电流脉冲的电流幅度（pulse amplitude），也可以通过增加双相电流脉冲的脉冲宽度（pulse width）（即持续时间）。脉冲宽度是完成一个正相或负相脉冲所需的时间（图 2-1-4）。

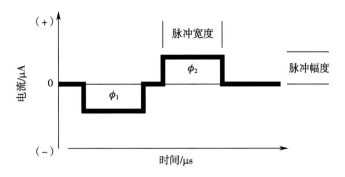

图 2-1-3　刺激脉冲波的幅度、宽度及相间距

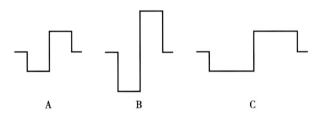

图 2-1-4　通过增加脉冲幅度（从 A 到 B）和增加脉冲宽度（从 A 到 C）增加原始信号的强度

B 图中的双相脉冲比 A 图中的双相脉冲强度高一倍，因为 B 图所示信号的每相位电流振幅是 A 图所示信号电流振幅的两倍。同样，C 图中的双相脉冲比 A 图中的双相脉冲强度高一倍，这是因为 C 图所示信号的每相脉冲宽度是 A 图所示信号脉冲宽度的两倍。

第二节　电极阻抗

阻抗（impedance）是指传输介质对通过其的能量流的阻力。电极阻抗（electrode impedance）是测量电流流过刺激电极到回路电极（return electrode）（也称为接地电极或参考电极）之间的阻力。需要注意的是，电极阻抗不仅受电极导线和触点（contact）的物理性质影响，还受到电极导线和触点周围介质的影响。电极触点周围的介质包括耳蜗淋巴、耳蜗组织（纤维组织、骨组织等）、电解质、巨噬细胞、蛋白质等。听力师应在每次调试开始时进行电极阻抗测量。进行阻抗测量时，系统顺序发送相对较小的电流到每个蜗内刺激电极，由于刺激电流量小，植入者通常察觉不到（有时也可以察觉到）。通过欧姆定律确定每个电极触点处测量的电阻值。计算公式如下：

$$电阻（R）= 电压（V）/ 电流（I） \tag{2-2-1}$$

由于用于阻抗测量的电流是植入体芯片内恒流源的设定值，电流通过电极触点和回路电极所产生的电压在植入体芯片中也可以测得，因此，欧姆定律公式中的两个变量是已知的（即，电流设定值和电压测量值），故可以用欧姆定律来计算电极阻抗。实际阻抗测量结果由返回回路电极的电流和相对于参考电极的刺激电极触点（在某些情况下，其余蜗内电极触点）的电压分布情况来表示。

电极阻抗值通常应介于各企业给出的相应型号植入体电极阻抗的正常值范围内（表 2-2-1）。阻抗低于系统给出的电极阻抗最小值时，提示电极发生了短路（short circuit，SC）。短路是指电路中两个点之间构成了相对较低的电阻值，理想情况下这两个点应该被较高的电阻隔开。本质上，术语"短路"是指两个电极导线 / 触点以任意方式或通过非预期路径发生相互较强电耦合。发生短路后，当只有一个电极受到刺激时，该电极上的电流也会分流到短路的电极上。短路可能是由于电极导线 / 触点发生内部电器故障，两个电极触点或两条电极导线之间绝缘层损坏而发生了物理接触，这一般是由人工耳蜗刺激器电路中的电气故障或电极束的严重变形或张力导致。此外，当液体进入电极导线或植入体，并作为导体使电流在任意路径上传播时，可能会发生局部短路。当覆盖在电极导线和 / 或植入体上的硅胶绝缘层被撕裂时，可能会发生液体渗入植入体。如果植入体外壳或馈通（feed-through）（电极导线离开植入体并朝电极触点穿行通过的端口）通道的密封（气密）性受损，也可能发生液体渗入。

表 2-2-1　不同产品型号植入体电极阻抗正常值

人工耳蜗公司	植入体型号	电极阻抗正常范围
诺尔康（Nurotron）	CS-10A 和 CS-10ATE	1.5～27.5kΩ
科利耳（Cochlear）	CI24RCA 和 CI5 系列	0.565～30.000kΩ
美迪乐（ME-DEL）	SONATA 和 CONCERTO	0～15kΩ，但以显示的状态为主，表示为 OK（正常）、High（高阻抗）、SC（短路）
领先仿生（AB）	HR 90K	1.0～30.0kΩ

电极阻抗超过系统设定的阻抗最大值时称为断路（open circuit，OC）。发生断路时两个电极之间电耦合较弱。断路可能由异常情况（如，耳蜗骨化）或电极与组织界面上的气泡或蛋白质堆积导致。当电极触点在相当长一段时间内没有受到刺激时（即，在植入体发出初始刺激时或在植入者长时间不使用设备或将弃用的电极再启用时），电极阻抗值通常相对较高。这很可能是由于存在蛋白质 / 巨噬细胞在电极触点上的聚集和 / 或由电极触点周围纤维组织形成导致。大多数情况下，在电刺激传递到电极触点后电极阻抗会显著降低。因此，听力师不应弃用那些达到较高电极阻抗值的电极触点，有时甚至只要电极触点阻抗值未达到无穷大时，就不要轻易弃用，仍应动态观察其阻抗值变化，因为这样的阻抗值可能会随着植入体电极的使用而降低。

此外，电极断路也可能是由于电极导线断裂或电极触点故障造成。在这种情况下，电极阻抗很可能是一个无穷大的值，目前人工耳蜗企业的软件最新版本会识别出异常电极的存在，并将其标记（flags）以方便听力师进行处理，应弃用被标记为断路的电极，但在使用植入体一段时间后要重新测量评估这些电极的阻抗值。

除了观察每个电极的绝对阻抗值外，听力师还可以观察电极阻抗随电极变化的趋势以及阻抗随时间的变化趋势。理想情况下，电极阻抗值应在整个电极束中相对相似或呈逐渐变化形态。听力师应该更仔细地评估不稳定的电极阻抗图，必要时安排行植入体整合测试检查（详见第五章第四节）。

值得注意的是，耳蜗结构正常且手术过程顺利的人工耳蜗植入手术，手术时电极阻抗值通常很低，这是因为电极触点被外淋巴所环绕，且耳蜗内尚未形成纤维组织或骨组织的缘故。电极阻抗通常在手术后的前几周增加，这主要是由于电极触点上的蛋白质和巨噬细胞的积聚，以及术后耳蜗纤维组织的生长（Hughes et al，2001；Newbold et al，2004）。如前所述，在不使用设备一段时间后，电极阻抗值相对较高（一般为稍高于系统设定的阻抗最大值），发生这种情况时，在恢复使用植入体的最初几天甚至几分钟内，电极阻抗值变化应为显著降低。电极阻抗值最终将在电刺激的最初几周内稳定下来（Hughes et al，2001；Newbold et al，2004）。如果电极阻抗值在使用数月后仍继续波动，听力师应密切监测植入者的表现，并考虑转诊耳科医师进行医学评估，还应通知人工耳蜗厂家的技术支持人员参与处理。持续波动的电极阻抗可能是由于植入者耳蜗内发生改变（如纤维或骨组织生长），植入者耳蜗液和组织的完整性和 / 或电化学特性的变化（即炎症、激素变化、自身免疫反应等）（Wolfe et al，2013），或是人工耳蜗设备发生了故障。

一些人工耳蜗植入系统具有电极预刺激（electrode conditioning）的功能，通过预刺激可以向每个电极触点发送低电量电流，以消除围绕在触点的气泡、蛋白质积聚等。电极预刺激通常只需要在以下情形下采用，包括手术室里进行植入体阻抗测试前、开机时和长时间不使用设备后进行调试前，或者在激活 / 刺激之前弃用的电极时。

异常的电极阻抗值可能会造成植入者听声音质下降或产生非听性感觉（non-auditory sensation）[如面神经刺激（facial nerve stimulation）] 和与使用异常电极相关的其他有害影响，包括言语识别率差、响度增长不足、响度突然变化和潜在的不适等。值得注意的是，具有较高电极阻抗值的电极触点通常具有相对较低的容顺电压值（详见第二章第三节）和较高的刺激电流值（如欧姆定律所预测的），换言之，具有较高阻抗值的电极触点需要更高的电流值才能达到满意的响度感知。

造成阻抗变化或波动的原因很多。例如，蜗内电极束可能会随着时间推移而移位或移动。如果电极束回缩并部分进入中耳腔，则移动到耳蜗外部的电极触点因为被空气而非耳蜗液体包围，从而可能具有更高的电极阻抗值。此外，植入电极后耳蜗可能出现骨化或纤维化，从而改变电极 - 神经组织界面，导致电极阻抗改变。Stenver 位 X 线片（后前斜位线片）或计算机断层扫描（常规或理想的 64 层三维图像）可用于评估电极位置或耳蜗解剖结构的变化，如果存在无法解释的异常电极电阻结果，或阻抗突然发生无法解释的变化时，则应考虑通过成像来评估电极束的位置。另外，在青少年、妊娠期、更年期或激素治疗（如睾酮治疗）时，激素水平可能会发生变化并可能导致电极阻抗的改变（Wolfe et al，2013）。有报道发现因感染新冠病毒（COVID-19）导致植入体大量电极阻抗值变化影响听声效果（Nader，2021）。听力师应根据电极阻抗的波动或变化来考虑是否存在上述这些情况。

此外，应注意的是，在正常范围内的电极阻抗值不一定表示电极触点在耳蜗内。当发现植入者的蜗底电极与周边电极相比刺激电流值明显升高时（即蜗底电极的阈值和上限值呈现"翘尾巴"），要考虑这些电极可能位于蜗外。听力师应该记住，电极阻抗是表明电流是如何通过电极触点流到周围组织或液体的。当电极与远离耳蜗的中耳组织或液体或机体组织接触时，也有可能获得"正常"的电极阻抗值。所以听力师在调试时，要查看人工耳蜗植入医师术后报告和/或术后能反映电极位置的 X 线片，以确定是否所有的刺激电极触点都确实插入了耳蜗。有的植入者的电极束电极阻抗值均显示正常，但电极触点却位于中耳腔，甚至有电极位于小脑脑桥角的案例。图 2-2-1 中 X 线片显示医师在术中将人工耳蜗电极错误植入到蜗外。图 2-2-2 显示虽然电极位于蜗外，但其各电极阻抗值在正常范围内。如果植入者报告有与某些电极刺激有关的异常或不良反应（如无听觉、面神经受刺激迹象、震触感）时，听力师应建议植入者进行影像学检查，以评估电极束的放置情况。

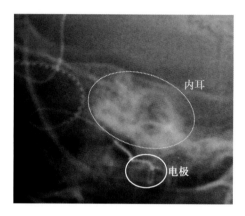

图 2-2-1   X 线片显示电极束位于蜗外

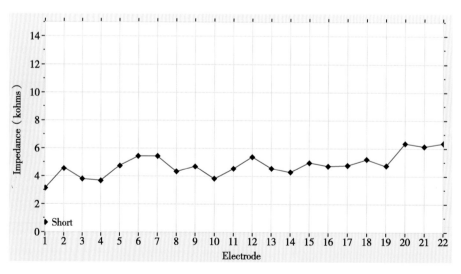

图 2-2-2   植入体整合测试显示虽然电极束位于蜗外，但电极阻抗值在正常范围内
（图来自科利耳 crystal integrity test 软件）

第三节　电极容顺电压值

　　容顺电压值（voltage compliance，VC）是指植入体提供足够电压以产生所需电流至通道的能力。容顺是阻抗或电阻的倒数。超容顺（out of compliance，OC）是指源于植入体的最大电压不足以产生所需电流量的现象。声音处理器电池提供的电压是固定的，而电阻（即，每个电极触点处的阻抗）可能会变化。电阻较高的电极触点处会导致可产生刺激的最大电流幅度降低。当电池无法进一步提供更高的能量（比如电压）时，会达到最大电流量（即超容顺电流）以允许电流幅度进一步增加。容顺电压限值电流（voltage compliance limit）是指在给定电池电压的情况下，可输送至电极触点的最大电流幅度。图 2-3-1 中箭头所示的"散在标记"表示每个电极触点处可用的最大电流幅值。从图中看到，各电极触点的容顺电压值有所不同。电极/组织界面电阻值较低的电极触点具有较低的容顺电压限值。

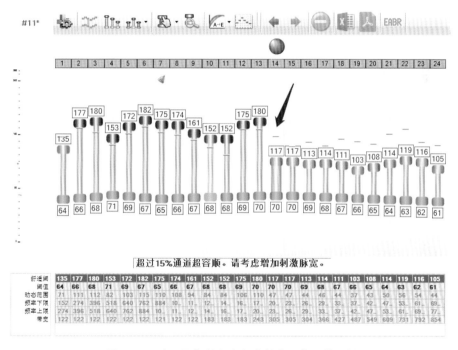

超过15%通道超容顺。请考虑增加刺激脉宽。

舒适阈	135	177	180	153	172	182	175	174	161	152	152	175	180	117	117	113	114	111	103	108	114	119	116	105
阈值	64	66	68	71	69	67	65	66	67	68	68	70	70	70	70	69	68	67	66	65	64	63	62	61
动态范围	71	111	112	82	103	115	110	108	94	84	84	106	110	47	47	46	44	37	43	50	56	54	44	
频率下限	152	274	396	518	640	762	884																61...	69...
频率上限	274	396	518	640	762	884													42...	47...	53...	61...	69...	77...
带宽	122	122	122	122	122	121	122	122	126	183	243	305	305	304	366	427	487	549	609	731	792	854		

图 2-3-1　人工耳蜗植入者程序的容顺电压值示例

蓝色短线为通道上可提供的最大电流，箭头所指为第 14 号通道上蓝色短虚线为该通道可提供的最大电流。上限值显示为蓝色的通道（即通道 2～13）为上限值超过了容顺电压值，即这些通道设置的电流量超过了系统电压限值可能提供的最大电流值，植入者对这些通道刺激的声音响度不会随着刺激的加大而增加。

（图片来自诺尔声软件）

　　在某些情况下，听力师可能会将刺激量提高到容顺电压限值电流，但植入者依然无法获得响亮的听觉。这种情况提示仅增长强度是不够的。应该注意的是，一旦刺激电流达到容顺电压限值电流，人工耳蜗编程软件中提供的电流幅度的进一步增加不会导致信号强度的增加。当刺激电流达到容顺电压限值电流时，刺激强度无法进一步增加是由于声音处理器电池所能提供的最高电压限制，从而没有额外的电压（即功率）可以提供给植入体。如果在实现所需响度目标之前遇到容顺电压限值，则可通过增加双相电脉冲的脉冲宽度来实现附加信号强度。值得注意的是，增加脉冲宽度可能需要降低刺激率。如果出现这种情况，则系统发送的电流量小于所需的电流量。结果是，当电流量增加时，植入者感觉不到响度增加，因此程序不能提供适当的响度信息。当容顺遥测检测到植入体已达到其最大电源电压时，会发送超容顺提示并停止刺激，这可能会发生在当通道具有高阻抗和／或植入者需要高电流量才能感知该通道上的足够响度时。为了解决超容顺问题，听力师必须降低阈值和上限值，这可以通过使用宽刺激模式（如 MP1＋2）或增加脉冲宽度来实现。在某些情况下，如果无法解决某个通道超容顺问题，则应在程序中停用该通道。

第四节　刺　激　率

　　刺激率（stimulation rate）通常是指平均一秒钟内传送到单个电极触点的双相脉冲数，以每秒脉冲数（pps）或赫兹（Hz）为单位。换句话说，刺激率是每通道每秒发出的电脉冲数。早期的多通道人工耳蜗系统刺激率相对缓慢（即 250pps 或更低），现代人工耳蜗系统具有较高的刺激率（即可以高达 5 000pps）。另外有植入体总刺激率的提法，所谓总刺激率一般是通过确定每通道刺激率与输入刺激的激活通道数的乘积（每通道刺激率 × 激活通道数 ＝ 总刺激率）计算得到。例如，如果传入的声音被传送到 10 个通道，并且每个通道的刺激率为 900pps，则该植入体总刺激率为 9 000pps。

　　刺激率的变化也会导致植入者的音调和强度感知发生变化。具体地说，更快的刺激率通常会产生更大的信号，特别是当频率从 50pps 增加到 500pps 时尤为明显，这是由于时间总和效应使得植入者感知到更高的响度所致。

　　一直以来存在刺激率快慢与植入效果关系的研究。理论上，当使用低于 2 000pps 的电刺激率时，蜗神经以高度同步的方式放电，随后又有一个同步的不应期，这使得听觉系统无法跟随刺激的快速变化（即精细的时间结构）。研究人员探索了人工耳蜗植入效果与刺激率的关系，采用了不同品牌人工耳蜗系统以不同的刺激率刺激并观察植入者效果，得出结论为，最佳刺激率因个体而异，但一般而言，超过 1 500pps 的刺激率并不能改善安静或噪声中的语音识别，个体（性）化的刺激率优化可能有助于达到人工耳蜗植入者的最佳效果。只有少数已发表的研究表明，超过 1 500pps 的刺激率可以改善植入者的言语识别。简言之，大多数人工耳蜗植入者可能在刺激率为 500～1 500pps 时获得满意的效果。听力师应思考对比不同刺激率，观察是否能提高植入者的效果（Arora et al，2009；Buchner et al，2004；Vandali et al，2000；Verschuur，2005；Balkany et al，2007）。

　　当听力师选择高刺激率时要特别注意三点：

　　1. 有的植入者无法使用高刺激率，比如那些需要更宽的脉冲宽度以获得满意响度感知的植入者。因为当脉冲宽度变宽（即，刺激持续时间较长）时，特别在各通道采用时分复用的情况下，将不可能在一秒钟内传送几千个脉冲。因此，当使用较宽的脉冲宽度时，可能需要降低刺激率。

2. 电极触点之间的间距可能会影响具有更高刺激率的植入者的效果，因为较近的间距可能增加通道间电脉冲在空间和时间上重叠的可能性。事实上，一项研究发现，领先仿生公司植入体在一个 8 通道程序（弃用了其他通道）采用非常快的刺激率（如 5 000pps）时，植入者的言语识别率得以提高。但在一个 16 通道程序，即激活了所有电极触点且采用非常快的刺激率时，植入者的言语识别率却没有得到改善（Buchner et al，2004）。

3. 高刺激率（如每秒脉冲数数千）可能偶尔与不良结果相关。研究表明随着刺激率的增加，植入者的言语识别率实际上降低了（Vandali et al，2000）。此外，他们还报告说，对于某些植入者来说，随着刺激率的提高，他们感知的音质反而降低。更有一名植入者在采用最高刺激率时出现了严重耳鸣。一些植入者报告说，当他们采用数千的刺激率时，会出现回声、振动、粗糙、尖细和 / 或失真的感受。

负责调试听力师的普遍观点是，太快的刺激速度更可能对高龄、听神经无可塑性或听神经缺陷、神经功能障碍[如听神经病（auditory neuropathy）]以及听力损失持续时间长（超过30 年）的植入者不利。较慢的刺激速率可能对具有上述特征的植入者有利（Pelosi，2012）。

如果不确定哪种刺激率是最好的，听力师应给植入者提供多个程序（每个程序具有不同的刺激率），以允许植入者在现实生活中尝试 / 试验各种刺激率的程序。对有听神经功能障碍[如听神经谱系障碍（auditory neuropathy spectrum disorder，ANSD）、听神经发育不良]以及年龄较大或听力损失持续时间较长，且采用刺激率在 900～1 500pps 范围内难以取得令人满意效果的植入者应使用较慢的刺激率。

第五节　刺激模式

刺激模式（stimulation mode）也被称为电极耦合，它定义了通道是如何电性连接形成一个电路环路，并通过这个电路，将电流传输（刺激）到蜗神经。在一个完整的电路中，电流从电源到电阻元件，然后再到回路位置。人工耳蜗刺激必须通过一个完整的电路来传递。植入体的刺激"电路"包括：①刺激器的信号发生器（即，电流源 / 输出电路 / 电流脉冲发生器）；②从信号发生器到蜗内电极触点的刺激电极导线；③回路 / 接地电极。根据应用情况，听力师和人工耳蜗制造商可能倾向于将回路电极称为地极或者参考电极。电极触点、耳蜗液和刺激电极触点周边的其他组织组成该电路中的电阻元件（详见本文第二章第三节"电极阻抗"）。刺激电极应在耳蜗内，理想部位是位于鼓阶内。现代人工耳蜗植入体的回路电极通常是一个或多个耳蜗外的电极，它们通常位于人工耳蜗植入体上（即，体内刺激器壳体上），也可能位于电极导线上。人们根据其形态称这些电极为管状、球状、针状和板状电极。图 2-5-1 和图 2-5-2 所示两款植入体的部件命名。

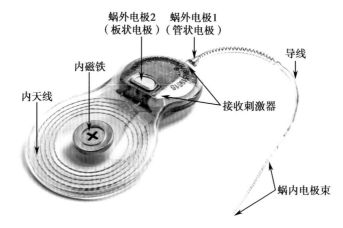

图 2-5-1　CS-10A 人工耳蜗植入体（诺尔康）

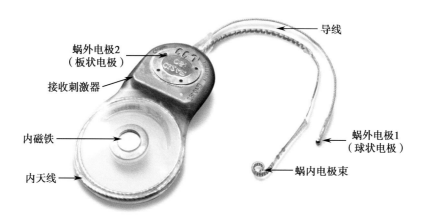

图 2-5-2　CI24R（CA）人工耳蜗植入体（科利耳）

刺激模式的类型包括单极、双极和共地模式。

1. 单极模式　单极模式（mono-polar mode，MP）下，刺激传送至蜗内刺激电极，并和一个蜗外电极形成回路（图 2-5-3）。单极模式是所有现代商用人工耳蜗植入体的默认刺激模式，单极模式包括蜗内电极与蜗外电极 1（MP1）形成回路的 MP1，蜗内电极与蜗外电极 2（MP2）形成回路的 MP2 以及与两个蜗外电极共同形成的 MP1+2 模式。

2. 双极模式　采用双极模式（bi-polar mode，BP）时，电流被传送到一个蜗内刺激电极，并将另一个蜗内电极作为回路（图 2-5-4）。具体而言，当回路电极紧邻刺激电极时，形成双极模式（BP）。当回路电极和刺激电极被一个电极触点分开时，此种双极模式被称为双极 +1（BP+1）模式（图 2-5-4）。BP+2 模式指的是刺激电极和回路电极被两个电极触点间隔的双极模式。BP+3 模式是指刺激电极和回路电极被三个电极触点间隔的双极模式，以此类推。相对于单极模式，双极模式的回路电极位于靠近刺激电极的位置，因此刺激电场更窄或更集中。理论上，与单极模式相比，双极模式相对较窄的刺激电场可起到较少的通道相互作用或干扰。然而，由于双极模式的刺激电流需要相对较窄的电流扩散（即相对较高的阻抗）从而要求较高的电流量（即，更高的阈值和较高的刺激量）以达到预期的声音感知或响度，

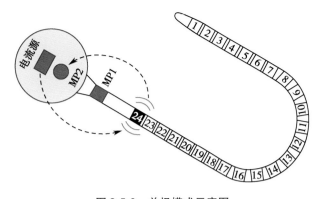

图 2-5-3 单极模式示意图

单个参考 / 接地电极触点位于耳蜗外部,并且与蜗内刺激电极触点保持一定距离。

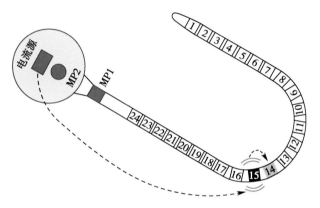

图 2-5-4 双极模式示意图

参考 / 接地电极触点位于耳蜗内部,并且相对靠近蜗内刺激电极触点。

因此与单极模式相比,双极模式的窄电场刺激模式理论上存在减少通道间相互干扰的优势,但也存在所需的较高电流量这一明显的劣势。由于单极模式所提供的更广泛刺激范围涉及更多的蜗神经的神经纤维响应,从而增加了刺激的响度,而双极模式所需的更高电流量可导致电池寿命缩短。单极模式所提供的更广泛的刺激模式会导致刺激量[即,电阈值(T/THR 值)和上限刺激值(C/M/MCI 值)]从一个电极到下一个电极呈相对渐变趋势,所以在单极模式下可选择间插值调试法(详见本书中关于间插值调试法的描述)。相反,使用双极模式时,可能电流从一个电极到另一个电极的刺激量会有很大的变化。因此,采用双极模式时,听力师必须测量所有刺激电极的电阈值和刺激上限值。研究表明,相对于双极模式,单极模式的听声效果与之相当或更好(Pfingst et al,2001;ZHU et al,2012)。考虑到单极模式相比双极模式的优势(即,电流量低、电池寿命改善、适用间插调试法),所以单极模式是现代人工耳蜗采用的主要刺激模式。

3. 共地模式 还有一种用于诊断目的的电极连接模式——共地(公共接地)模式(common ground mode,CG)。在共地模式中,电流被输送到一个蜗内刺激电极,所有其余的蜗内电极都作为回路(图 2-5-5)。这是因为所有电极都是相互电耦合的,且这些电极组成的集成回路可以起到蜗外电极的接地作用（定义为零电压电位/参考电位），共地模式在电极阻抗评估中是检测短路电极的最灵敏模式。除了用于诊断目的的植入体阻抗测试，现代人工耳蜗的刺激模式已不再使用共地模式。

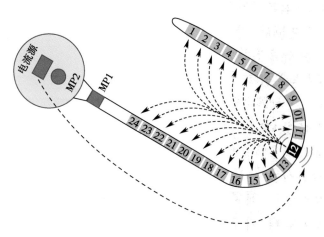

图 2-5-5　共地模式示意图
除刺激电极触点外的每个蜗内电极触点均作为回路电极触点。

听力师操作调试软件设置刺激模式，根据设定的刺激模式，软件确定了刺激电极和回路电极的位置关系。一般首选 MP1+2 模式进行调试，但如果必要，可以选择其他刺激模式，如果更换了刺激模式，则原来测得的阈值和上限值必须在新的刺激模式下重新测得。因为每种刺激模式下，达到阈值和上限值所需的电流量是不同的。

第六节　编码策略

编码策略（coding strategy）是信号（言语）编码策略的简称，是用于将经由传声器（俗称麦克风）传入的声学信号转换为电极上的电刺激信号的信号处理算法。理想情况下，该算法将以有意义的方式表达听神经的相关声学特征。虽然目前人工耳蜗植入系统使用的默认信号编码策略存在很多差异，但临床试验表明，不同的人工耳蜗制造商的人工耳蜗系统使用效果具有可比性，并表明多数现代信号编码策略都能够实现开放式言语/语音（speech）识别能力[例如，平均单音节单词识别的正确率为 60%～70%（Gifford et al，2010；Gifford et al，2008）]。

在过去四十多年里，人工耳蜗的信号编码策略已经有了很大的发展。最早的人工耳蜗是单通道装置，它将声音输入信号转换成电模拟信号，并将电信号传送到位于耳蜗内的单个蜗内电极触点。因为单一的耳蜗内电极触点的刺激不能接触到广泛的耳蜗部位，所以它无法像健康耳蜗那样在整个耳蜗螺旋结构的不同位置中传递不同的频率信息。此外，如前所述，在检测人工耳蜗电刺激的时域（temporal）调制方面也有一定的限制，听神经不能分辨电信号的快速调制（约 300Hz 上）。早年，许多使用模拟电刺激的单通道人工耳蜗植入者在

语音 / 言语识别方面取得了进步,但大多数植入者无法理解开放式言语。多通道人工耳蜗的发展提供了一个利用耳蜗的频率位置映射结构的机会,这种映射能力可以增强言语和非言语声音中的频谱线索的表达。自从 20 世纪六七十年代第一个人工耳蜗系统问世以来,许多研究人员、科学家、工程师、物理学家、生理学家和临床医师一直致力于开发更好的信号编码技术,以提高人工耳蜗植入者的使用效果。由于这些技术上的改进,使得植入者开放式言语识别分数在过去 40 多年中有了很大的提高。

然而,即便采用多通道电极,人工耳蜗与健康耳蜗的声 - 电转换功能相比,在很多方面依然存在不足。例如人工耳蜗电极数目依然远小于健康耳蜗中的可分辨频率通道数,且频率覆盖范围也远小于健康耳蜗的范围,因此植入者的最终效果也取决于声信号可以被处理为听觉神经系统提供有意义的信息能力,人工耳蜗编码策略中的诸多参数的变化都会对其产生影响。这对于听力师而言,如何综合分析植入者和产品的各方面因素,在有限的时间内让人工耳蜗编码策略处于一种最优的工作状态是有很大挑战的。

信号编码策略主要分为早年的多通道人工耳蜗系统采用的同步模拟刺激、特征提取策略和现代的波形策略。

一、同步模拟刺激

同步模拟刺激(simultaneous analog stimulation,SAS)是多通道模拟刺激的一个例子。顾名思义,SAS 是一种模拟信号编码策略,它通过与每个通道的声学输入类似的连续电波形式(而不是双相脉冲)刺激电极触点。麦克风将声音输入转换成电信号,与大多数信号编码策略类似,该信号经过一组带通滤波器。每个滤波器将声信号分离成相对较窄的频带。每个通道的输出经过基于对数映射函数的压缩,然后将每个通道的压缩信号发送到指定的电极。每个电极触点同时受到刺激(即完全同步刺激)。SAS 主要理论上的优势在于它保留了原始输入信号中存在的大部分线索。主要的缺点是完全同步的刺激可能导致大量的通道间干扰。SAS 是由领先仿生公司推出的策略,但在现在新版本的调试软件中已不再使用。

二、特征提取策略

特征提取策略(feature extraction strategies)是从传入的音频信号中提取出被认为对言语识别较为重要的声学线索,然后以某种形式进行电刺激。特征提取策略包括 $F_0/F_1/F_2$ 策略和 MPEAK 策略。音频输入信号经过自动增益控制压缩,将植入者可能感兴趣的宽强度范围传送到相对狭窄的电动态范围,然后将信号分成不同的分析频带进行频谱分析。最低频率通道中的主频(即,基频)被用来调节发送到最顶端的蜗内电极触点的刺激率。调制低频刺激率以与最低频率通道中的频率一致,目的是捕获发声者声音的基频(F_0)。继之,声音处理器尝试识别和提取第一和第二共振峰频率(F_1 和 F_2)。F_1 和 F_2 的编码方法是根据每个共振峰的频率和相应的电极触点及根据位置原理将双相电脉冲传送到耳蜗内电极触点。提供给每个耳蜗内电极触点的电刺激的大小由输入信号的强度和听力师在调试过程中确定的植入者刺激需求决定。由于与高频音素有关的信息没有被编码并传送到蜗神经,故通常使用 $F_0/F_1/F_2$ 信号编码策略的植入者开放式言语识别有限(图 2-6-1)。

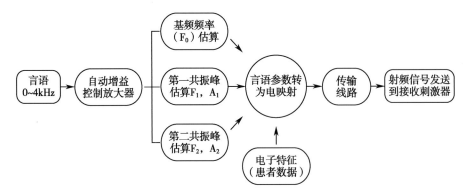

图 2-6-1　$F_0/F_1/F_2$ 信号编码策略的实现框图(图来自 JACE W,2018)

MPEAK 信号编码策略包括与 $F_0/F_1/F_2$ 策略相同的信号处理过程,同时 MPEAK 还分析了三个高频通道(即,2 000~6 000Hz)的每一通道的能量,并将电脉冲传送到每个基底位置的蜗内电极触点,这些触点对应于高频频带解析中的频率信息。提供给每个蜗内电极触点的电刺激大小取决于相应分析频带(即,通道)中输入信号的强度,以及调试过程中确定的耳蜗内电极触点所需的刺激。MPEAK 的平均言语识别通常比 $F_0/F_1/F_2$ 的效果较好(Dowell et al,1990;Hollow et al,1995;Parkinson et al,1996;Skinner et al,1991)。

三、连续交织采样策略

连续交织采样策略(continuous interleaved sampling, CIS)也可称为连续交叉采样,CIS 利用双相电脉冲刺激蜗神经,分析多个通道(通常至少 8 个)的音频信号,并通过电刺激将这些信息全面传递到蜗神经,以尝试捕获传入声音信号的振幅包络。大多数的人工耳蜗制造商都采用了 CIS 策略。如图 2-6-2 所示,声音信号通过一组带通滤波器发送,这些滤波器将输入信号分解成离散的频带(注:在当代人工耳蜗系统中,滤波是通过数字信号处理而不是物理模拟滤波来实现的)。在整个信号处理过程中,由滤波产生的音调结构被保留下来,并最终通过位于耳蜗不同位置的电极呈现给听觉系统,即低频滤波器输出最终被传送到位于耳蜗(蜗轴)顶端的电极触点,而高频滤波器输出被传送到位于耳蜗基底端的电极触点。

CIS 中使用的滤波器的带宽因不同的人工耳蜗制造商而异。这些滤波器的输出被引导到一个整流器,该整流器将正弦交流信号转换成双相恒电流脉冲信号。在整流器之后,信号通过一个低通滤波器发送,在那里它被转换成一个时间包络。这个包络类似于声输入的振幅包络。理想情况下,CIS 脉冲率必须比低通滤波器的输出高 4~5 倍,以防止发生混叠错误(aliasing errors)。

因此,在典型情况下,言语信号中强的低频成分由发送到蜗顶电极的高振幅脉冲表示,而相对低量的高频成分则由发送到耳蜗基底电极的低振幅脉冲表示。在每个刺激周期中,所有电极都按顺序受到刺激,每个周期中的刺激幅度对应于相应通道中的能量。同样,脉冲序列的频率是固定的,并且在该刺激频率下持续发生刺激。典型的 CIS 脉冲率范围为800~1 600pps,通常使用 8~16 个电极。图 2-6-3、图 2-6-4 分别为英文单词 CHOICE 的语

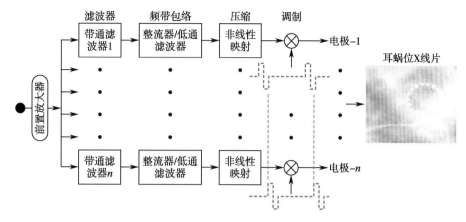

图 2-6-2 连续交织刺激(CIS)信号编码策略的电脉冲交织表示的一个示例

连续交叉采样策略框图。输入由图表最左侧的填充圆圈表示。该输入可以通过麦克风或其他来源提供,如用在教室中的调频无线连接。信号输入后,处理策略使用预加重滤波器(pre emp)来衰减语音中低于1.2kHz 的强信号成分。此滤波器后为多通道处理。每个通道包括带通滤波器(BPF)、包络检测、压缩和调制阶段。包络检测通常使用全波或半波整流器(Rect.)后接低通滤波器(LPF)。也可以使用希尔伯特变换或不带低通滤波器的半波整流器。两个调制器的载波波形显示在两个相应的乘法模块(带有"×"标记的圆圈)的正下方,乘法模块的输出通过经皮连接(或一些早期系统中的穿皮连接器)被传送到耳蜗内电极(EL-1 至 EL-n)(插图显示了植入在耳蜗的 X 线片,声音处理器的输出被传送到该耳蜗)。

[框图来源: WILSON B S, FINLEY C C. LAWSON D T, et al. Better speech recognition with cochlear implants. Nature,1991,352(6332):236-238]

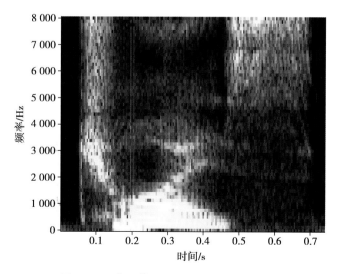

图 2-6-3 英文单词 CHOICE 的自然语谱图

纵坐标为频率,越高频率越高;横坐标为时间。图中明暗度代表了强度,越明亮代表声音越响亮。

(此图由项丽阳博士生成)

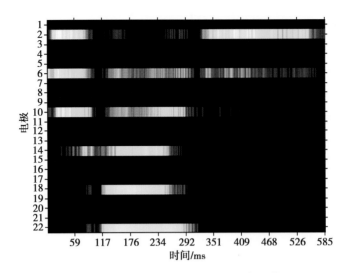

图 2-6-4　英文单词 CHOICE 的 CIS 电语谱图

纵坐标为电极 / 通道；横坐标为时间。图中明暗度代表了强度，越明亮代表声音越响亮。

谱图和英文单词 CHOICE 的 CIS 电极语谱图。通过语谱图描绘了言语信号的频率、时间及强度之间的关系。

　　Wilson 和 RTI 的团队专注于改进 CIS 策略，以实现更高级别的语音识别。CIS 是当今大多数现代人工耳蜗使用的基础信号编码策略（如，HiRes，HiRes Fidelity 120，HiRes Optima，FSP，FS4，FS4-P）。

　　以下描述的多脉冲采样器、CIS＋和高清 High Definition CIS、HiResolution 声音处理精细结构加工是 CIS 策略的衍生策略。

（一）多脉冲采样器

　　多脉冲采样器（multiple pulsatile sampler，MPS）是 CIS 的一种衍生策略，应用于领先仿生公司人工耳蜗设备。MPS 提供部分同步刺激。具体地说，同时刺激两个彼此相距较远的电极（即，电极 1 和 5、2 和 6、3 和 7、4 和 8）；图 2-1-2 提供了在 4 通道处理器中实现的 MPS 的简易示例。MPS 策略（部分同步刺激）允许刺激率翻倍（例如，刺激率从约 800pps 增加到约 1 600pps），这在理论上应该可以改善言语识别（Wilson et al，2000）。然而，Wilson 指出，MPS 提供的部分同步刺激增加了同时受刺激通道之间的通道交互作用，而这种交互作用的后果是，轻者会抵消更快的刺激速率所带来的潜在益处，而最坏的情况可能会影响植入者听声效果。

（二）CIS＋和高清 CIS

　　CIS＋和高清 CIS（high definition CIS，HDCIS）是美迪乐公司提供的 CIS 衍生策略。CIS＋的工作原理与传统的 CIS 类似，但是采用希尔伯特变换（Hilbert transformation）来代替传统 CIS 使用的常规波整流和低通滤波。希尔伯特变换的使用是为了更精确地估计输入信号并捕捉精细的时间结构线索。HDCIS 可以使用更宽的频率范围来实现 CIS 策略（即，250～8 000Hz，可选择将带宽的低端设置为 70Hz）。此外，HDCIS 的总刺激率为 50 704pps。

（三）HiResolution 声音处理

HiResolution（HiRes）声音处理是 CIS 策略的另一种衍生策略，由领先仿生公司开发，并于 2003 年在美国上市使用。HiResolution 与传统 CIS 的主要区别在于：① HiResolution 提供了 16 个刺激电极，而不是 CIS 中典型的 8 个；②具有相当高的最大刺激率（如高达 5 156pps）；③低通滤波器具有更高截止频率（如 2 800Hz）；④更复杂的自动增益控制（automatic gain control，AGC）系统。HiResolution 声音处理有两种商业形式——HiResS 和 HiResP：HiResS 提供完全连续的刺激，HiResP 提供部分同步刺激，这类似于 MPS 策略；HiResS 可以提供刺激率高达 2 900pps 的脉冲序列，而 HiResP 的最大刺激速率为 5 156pps。

2006 年，领先仿生公司发布了一个新型 HiRes 版本，名为 HiRes Fidelity 120，其中包含了电流把控（current steering）功能。电流把控功能试图通过同时刺激两个相邻的电极触点并在这两个触点之间形成一个新的刺激电场，从而增加频域中可感知通道的数量。通过使用电流把控，HiRes Fidelity 120 可创建多达 120 个虚拟通道。

HiRes Optima 是 HiResolution 声音处理家族的最新策略。HiRes Optima 的主要目标是降低处理器的功耗需求。HiRes Optima 整合了 HiRes Fidelity 120 的一些变化，这些变化都是为了在保持植入者效果的同时减少电池功耗。HiRes Optima 通过将植入体的容顺电压值从 8V 降低到 4V，通过修改电流把控模式使刺激仅通过虚拟通道传递，以及通过修改脉冲宽度管理方案来维持 4V 的容顺性限制，从而降低了电源电量需求。

（四）精细结构加工

精细结构加工（fine structure processing，FSP）是美迪乐公司提供的另一种新的 CIS 类型的信号编码策略，它与原来的 CIS 策略有两个重要的区别。与 CIS＋和 HDCIS 一样，美迪乐公司的 FSP 信号编码策略使用希尔伯特变换来分析音频输入信号并提取频谱、幅度包络，以及精细的时间结构信息。此外，可以使用钟形重叠带通滤波器（bell-shaped，overlapping bandpass filters）生成中间音高，以提供更好的频谱分辨率，这对于植入者识别包括基于位置编码（即，/s/、/f/、/t/）辨识的辅音高频音素非常重要。使用基于 CIS 的信号编码策略，提供中间音高精细的时间结构（如下所述）可以改善音质、噪声下的言语识别、音乐鉴赏和音乐识别。

美迪乐引入了 FSP 策略的两种衍生策略，即 FS4 和 FS4-p。目前已发表的研究表明，FSP、FS4 和 FS4-p 相对于 CIS 的听力改善效果好坏参半（Muller，2012；Magnusson，2011；Riss，2011；Riss，2008）。

四、峰值选取策略

峰值选取信号编码策略（n-of-m strategy），根据给定的输入声音，确定每个 m 通道中存在的声能，并且仅对具有最高振幅输入的 n 个通道进行刺激（Wilson，2012）。n 个通道数通常被称为最大值（maxima）。n（或最大值）通常在 8～12 变化（图 2-6-5）。因此，一个有 24

个通道和最大值为 10 的程序将产生一系列双相脉冲，以最高振幅传送到 10 个通道。剩下的 14 个通道在这个特定的周期内不会发出刺激。

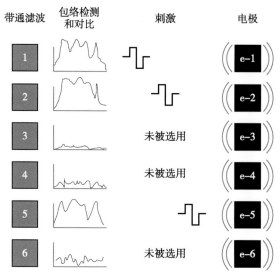

图 2-6-5　峰值选取信号编码策略框图

（图来自 JACE W，2018）

　　峰值选取策略旨在捕获语音信号中存在的显著成分，同时丢弃幅度相对较低的波形成分，因为这些波形更可能是噪声。通过在每个循环中减少刺激电极的数量可以做到：①达到更快的刺激速率；②减少通道相互作用和掩蔽；③延长电池寿命。峰值选取策略的潜在局限性是某些通道中的所需信息可能不具有所需的选择幅度。因此，植入者将无法获得这些声学信息。

　　以下描述的频谱峰值策略、高级峰值选取处理策略、高级混合编码策略及 MP3000 策略均为峰值选取策略的衍生策略。

（一）频谱峰值策略

　　频谱峰值策略的英文为 spectral peak，缩写为 SPEAK，是一种基于频谱的编码策略，是临床上最早使用峰值选取方法的信号编码策略之一，应用于科利耳早期人工耳蜗系统。信号输入后通过一组带通滤波器，复杂的宽带声音被分成多个窄带信号。确定每个通道中输入的振幅，并选择振幅最高的 n 个通道进行处理（即，如果选择最大值为 8，将刺激 22 个刺激电极中的 8 个）。然后，这些滤波器的输出被整流并以 200Hz 的截止频率进行低通滤波。最后，这些输出被用来调制一系列固定频率的双相脉冲（通常为 250pps），并被传送到相应的电极上。SPEAK 策略需要较多的蜗内通道分布，分别刺激耳蜗不同部位产生不同音调，由于声音输入不断变化，频谱最大值也将随之改变，且选择用于刺激电极束上的通道也会不断变化。在实践中，SPEAK 是与科利耳的上一代 Nucleus22 植入体结合使用双极电极刺激模式，与 Nucleus24 和之后的植入体结合使用双极或单极模式。SPEAK 策略最多可使用 20 个刺激通道，典型的最大值设置为 8。

（二）高级峰值选取处理策略

高级峰值选择处理策略的英文是 advanced peak selection，缩写为 APS，高级峰值选取策略属于峰值选取编码策略。APS 编码策略用于诺尔康人工耳蜗系统且为该系统的默认编码策略。APS 处理信号的第一步和 CIS 策略相同，即首先对声信号进行 128 通道的分频处理，然后进行通道合并。通道合并的数目与植入者有效的电极数目相关。峰值选取策略并不是刺激所有的通道，而是会选取其中能量大的几个通道进行刺激（图 2-6-6）。举例来说，APS 的默认策略是 8-of-24，那么当合并出 24 通道的能量后，峰值选取模块会根据每个通道所含频段能量的不同计算确定 24 个通道中能量最大的 8 个通道。只有被选择的 8 个通道才将受到刺激。电流刺激参数的生成和 CIS 生成的方式一样。图 2-6-7 是中文单词"选择"经 APS 处理后的电语谱图。

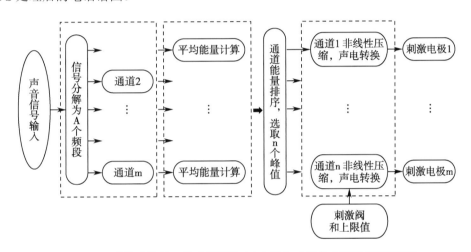

图 2-6-6　峰值选取处理策略框图（图来自诺尔康听觉言语医学研究院）

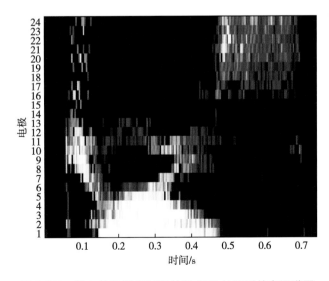

图 2-6-7　英文单词 CHOICE 的经 APS 处理后的电语谱图
纵坐标为电极 / 通道；横坐标为时间。图中明暗度代表了强度，越明亮代表声音越响亮。
（图由诺尔康项丽阳博士生成）

（三）高级混合编码策略

高级混合编码（advanced combination encoder，ACE）策略也是一种峰值选取策略，它提供了比 SPEAK 更快的刺激率选项。ACE 是目前用于科利耳公司人工耳蜗系统的默认信号编码策略。第一个版本的 ACE 允许总刺激率为每秒 14 400 次。每个通道的刺激率取决于选择的最大值数目，如果选择 8 个最大值，则每个通道的速率可以达到 1 800pps（1 800＝14 400/8）。实际上，ACE 使用单极模式，最多有 22 个通道可用，典型的最大值为 8 到 12 个。在当前版本的科利耳 Custom Sound 调试软件中，ACE 信号编码策略的默认刺激率为 900pps 和 8 个最大值。使用 ACE 策略时，听力师要确定刺激通道，以及每个刺激帧中的最大值数目和每个通道的刺激率。ACE 的设置与 CIS 不同之处在于，ACE 潜在刺激点的数量大于最大值的数量，刺激通道是不固定的，而电极束中刺激通道的选取与输入的频谱相关。

研究表明，大多数植入者使用 ACE 比使用 SPEAK 效果更好（Skinner et al，2002）。因为 ACE 具有较高的刺激率，能提供精细的时间结构线索，故 ACE 有更好的使用效果。因此，目前绝大多数科利耳植入者使用 ACE。如果植入者使用单极模式发生副作用（如面神经刺激）时，听力师可以考虑采用 SPEAK 策略并采用双极模式或伪单极（pseudomonopolar）模式，即以最蜗底电极作为 MP 单电极。

科利耳也提供了一种称为 ACE（RE）或高速率 ACE 的演变。ACE（RE）的操作方式与 ACE 完全相同，但最大总刺激率是 32 000pps，而不是 14 400pps。在一项大型临床试验中，许多受试者更倾向于使用 900pps 或更低速率的程序，并且效果更好（Arora et al，2009）。

（四）MP3000 策略

MP3000 是另一个峰值选取策略的衍生策略，用于科利耳的人工耳蜗系统。该策略类似于现代 MP3 娱乐音频播放器中使用的方法，输入信号中的不重要信息被丢弃（低强度的信息成分可被相邻强度高且重要的信息成分掩蔽）。结果是可以以更有效的方式传送重要的信息，并且在质量或清晰度上没有显著的折损。初步研究结果表明，MP3000 策略的语音识别效果优于 ACE 策略。但仍需更多实验研究来验证 MP3000 的效用（Buchner et al，2008）。

第七节　输入动态范围和压缩

声音处理器的输入动态范围（input dynamic range，IDR）是可调参数，它与麦克风（输入）灵敏度一起决定了映射到植入者电听觉动态范围（electrode dynamic range，EDR）的声学输入范围（图 2-7-1）。输入动态范围的下限确定了映射到电刺激阈值对应的声学输入量，而输入动态范围的上限确定了映射到电刺激中最大电刺激电量对应的声学输入量（即不同品牌命名的 M 值、MCL 值或 C 值）。表 2-7-1 显示了不同品牌公司产品的输入动态范围。

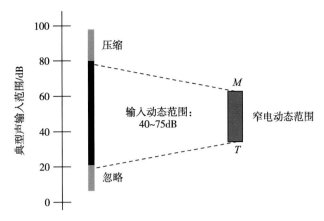

图 2-7-1 宽泛声音输入(声压级为 20 ~ 80dB)被传送到人工耳蜗植入者的电动态范围示意图

T 为电阈值,M 为最舒适刺激级别。

(JACE W,2018)

表 2-7-1 不同品牌人工耳蜗的输入动态范围宽度

动态范围宽度	诺尔康	领先仿生	科利耳	美迪乐
最大输入动态范围宽度 /dB	75	80	75	75
默认输入动态范围宽度 /dB	40	60	40	55

现代人工耳蜗,输入动态范围的下限通常设置在 20~35dB SPL 之间,而上限设置在 65~90dB SPL 之间,具体依不同品牌产品而不同。低于输入动态范围下限的声音输入被映射到低于植入者的电阈值(electrode threshold)(即低于电听觉动态范围的下限),从而对于已经适当设置了电阈值的植入者来说是听不见的。

超过输入动态范围的声音输入将被大量压缩(high-level compression),即具有高压缩比的音频压缩。应该注意,在信号编码中输入动态范围的实现比之前描述的要复杂一些。例如,一些品牌还使用一种称为瞬态输入动态范围(instantaneous input dynamic range,IIDR)的参数,该参数指的是在没有压缩[或其他类型的衰减,如自动灵敏度控制(auto sensitivity control,ASC)]的情况下映射到植入者电听觉动态范围的短期(瞬间)波动范围与固定输入动态范围的一个比值。瞬态输入动态范围通常设置为 40dB SPL,以便在给定的输入量级下捕捉从峰值到波谷的持续言语幅度范围。但作为输入电平和控制压缩响应的时间常数函数的增益调整在制造商之间差异很大。例如,领先仿生、科利耳、美迪乐和诺尔康在其输入信号处理中都包括一个称为自动增益控制(automatic gain control,AGC)的功能,但 AGC 的实现方式在这四个系统中不尽相同。一般由听力师调整 AGC 的某些特性。

所有现代人工耳蜗植入系统都使用音频压缩(compression)技术将宽范围的音频输入压缩到植入者狭窄的电听觉动态范围内。从本质上讲,压缩是一种 AGC(详见本章第八节),而增益调节是输入量和时间常数的函数,时间常数则控制着压缩响应。

第八节　刺激幅度到电流量映射

传递到每个通道的电刺激的幅度，即电流量，由数个参数的相互作用决定。这些参数包括输入声压级（SPL）、加载（applied）到每个通道的增益、植入者个体程序每个通道的阈值和上限值、基值（base level）、Q 值（Q value）以及声音处理器的降噪设置。听力师在程序中设置这些参数。调试软件应用电流映射算法，该算法使用每个通道的阈值和上限值来确定刺激需要的实际电流，以表达声波输入的幅度变化。

一、麦克风自动增益控制和灵敏度控制

自动增益控制（automatic gain control，AGC）的功能是控制麦克风信号放大的增益，将声信号的峰值控制在一个上限值以下。这个声信号中的最大值对应于电刺激中的上限值。通过 AGC 可以保证声输入的最终范围转换为电刺激后，均在电刺激的阈值和上限值之间，从而避免声输入在高强度信号下转换为电刺激超过上限值时发生信号波形截断或削峰（clipping）而造成的失真。一般情况下，这个声输入范围为 30dB。麦克风灵敏度控制是通过设置麦克风的前置放大器的增益，从而确定 AGC 的最大增益，同时确定何时启用 AGC。

当灵敏度设置为最佳值时，AGC 电路采用信号中的峰值来确定瞬时增益。随着高强度信号的出现，AGC 会迅速降低增益，从而将信号的峰值设定在动态范围以内，避免人工耳蜗植入者暴露于突然的大声中，达到更好的听声效果。AGC 在高强度信号峰值过后将缓慢提高增益。刺激所需的最小输入信号电平由麦克风灵敏度控制的设置决定。较高的灵敏度设置，产生刺激所需的声能较少，即声压级较低，相反较低的灵敏度设置，需要较大的声能，即更高的声压级才能诱发刺激。此外，由于 AGC 将输入动态固定在约 30dB，因此灵敏度控制还决定了达到上限值刺激所需的最小输入信号。

当输入信号的强度高于产生上限值的声音强度时，系统仍然只会产生上限值的电刺激。因此，无论输入的声信号强度如何，都不会导致上限值以上的刺激。麦克风高灵敏度设置可帮助植入者更好地感知低强度信号，如柔和的环境声音或背景噪声，但会降低植入者区分响度差异的能力，例如大喊声和正常对话语音之间的差异。相比之下，低灵敏度设置会对高强度信号产生更大的响度差异，但此时植入者将听不到低强度言语声或背景噪声。

如果植入者总是将麦克风灵敏度设置为高于或低于企业推荐的默认（最佳）设置时，意味着程序中的总体上限值设置不准确，这会影响植入者的言语理解力。如果灵敏度设置过低时，输入信号的增益较低，会话言语强度只能诱发上限值以下的刺激，从而系统不会处理，植入者也不会听到较柔和的言语。另一方面，当灵敏度设置过高时，用于低强度声音输入（如背景噪声）的增益增加。AGC 作用于更高强度的输入信号（如言语），结果导致信噪比（signal to noise ratio，SNR）降低。这种降低的信噪比使植入者难以准确辨别和识别较柔和的言语。在以上两种情况下，听力师应重新调试植入者程序阈值范围。

二、基值和 Q 值

振幅映射算法是一个非线性函数。Custom Sound 软件的非线性函数是由两个参数即基值和 Q 值的相互作用决定。基值控制产生电刺激的最小输入电流量。Q 值决定振幅增长函数的陡度。

（一）基值

基值（base level）的默认值根据编码策略的不同而不同。增加基值会增加启动电刺激所需的声能，实际效果是降低了背景噪声。应该谨慎地提高基值，因为增加基值会减少处理器的工作范围，而这种减少限制了声音处理器将要分析的声音输入的范围，因为此时处理器将不会处理标度低于设定基值电量的输入。换句话说，植入者将听不到能造成处理器通道振幅输出刻度值设定的基值范围内的轻柔声音（图 2-8-1）。

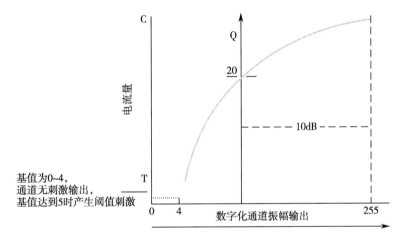

图 2-8-1　响度增长函数示例

基值设置为 4，Q 值设置为 20。

（二）Q 值

Q 值（Q value）控制幅度增长算法的陡度，并确定分配给声音处理器通道幅度范围上段 10dB 的植入者电动态范围的百分比（图 2-8-2）。

Q 值越低，声音处理器的通道振幅范围下段的振幅增长函数越陡峭。图 2-8-2 显示了 Q 值为 20、30 和 40 时振幅增长函数的差异。Q 值为 20 时植入者的 80% 的电动态范围被映射到处理器范围的上 10dB。植入者的 20% 的电动态范围被映射到处理器范围的较低 20dB。改变 Q 值会调整振幅增长函数的形态或陡度。较低的 Q 值导致植入者对包括背景噪声在内的低电量信号有更大感知。即较低的 Q 值具有使轻柔声音（包括背景噪声）听起来大声些的实际效果。因此，如果植入者反馈背景噪声令其烦恼时，可以提高 Q 值以降低响度增长的陡度曲线。但是提高 Q 值可能会导致植入者听不到轻柔的声音，因为这时植入者的听声动态范围内的电刺激量偏低。这将会降低植入者对言语的理解力。

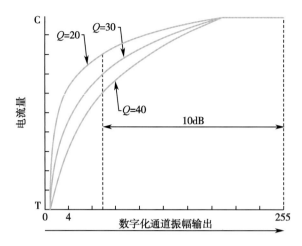

图2-8-2   Q值为20、30和40时振幅增长函数

三、自动灵敏度控制

自动灵敏度（autosensitivity）通过调节刺激振幅到电流量的算法，以减少背景噪声。自动灵敏度控制（automatic sensitivity control，ASC）的功能是根据传入声学信号的背景噪声自动调整麦克风灵敏度。背景噪声是言语中短期声音降低时的信号强度水平，称为波谷。当植入者选择 ASC 时，声音处理器会不断检查音频信号包络中的波谷，检查它们是否太大。如果背景噪声大于预设的断点（breakpoint），即在此水平麦克风的灵敏度开始降低，或者说对这个音频输入来说，麦克风灵敏度设置得过高。此时 ASC 开始逐渐降低灵敏度。ASC 算法动态地调整麦克风灵敏度，以保持言语峰值高于背景噪声的一定量（具体量因处理器不同而异），在有噪声下聆听环境，ASC 可以提高信噪比。这称为动态基值调整（dynamic base level adjustment）。当环境噪声降低时，灵敏度调整为较低的设置，例如回到其默认值。降低灵敏度所用的时间称为启动时间（attack time），通常为 2s。当背景噪声降至断点以下时，灵敏度逐渐增加回到默认的麦克风灵敏度设置。发生这种情况所需的时间称为释放时间（release time），通常为 8s。

表 2-8-1 对比 AGC 与 ASC 的区别。

表 2-8-1   自动增益控制和自动灵敏度控制的主要特征

自动增益控制（AGC）	自动灵敏度控制（ASC）
防止大声失真	防止背景噪声太响
监测频谱包络的峰值	监测频谱包络的谷值
增益快速降低（ms）	增益缓慢降低（s）
追随正常对话的变化	追随环境改变的变化

四、通道增益

增益（gain），通常是系统的信号输出与信号输入对比增加的数值，以分贝（dB）做为单位。人工耳蜗通道增益的调节控制了发送到单个特定具有频率特性通道的信号放大或减弱。除了通过植入者控制麦克风灵敏度来决定输入信号整体增益外，程序中的每个通道也包括一个可调增益控制。当听力师对声音处理器进行调试时，可以为每个通道设置增益。所有通道的默认增益设置为 0dB。改变通道增益类似于在电声调音系统上调节均衡器。增益应用于每个通道输出，并影响发送到植入体的刺激量。在某些情况下，通过改变增益有助于抵消随频率变化时麦克风衰减所致的差异。与其他参数类似，更改通道增益的效果因制造商而异。对基于频谱的策略，在选择最大值之前已施加了通道增益，故增益设置可影响选择刺激的通道。降低给定通道的增益会降低通道的输出强度，使其更不容易被选中。相反增加增益会导致增加输出，通过改变声音输入中快速时间变化的感知方式，可以提高增加了增益的通道所表达的信号。比如当植入者听取高频信号差，且位于蜗底的通道电流刺激值已经最优化时，可以尝试增加蜗底通道的增益。

采用 CIS 策略时，所有选取的通道在每一帧中都受到刺激，而与通道的能量无关。因此，通道增益不影响选择用于刺激的通道。然而，增益设置确实可以增加或减少刺激量，从而改变了植入者对输入声的快速时域变化的感知。通道增益的增加会导致输入信号的频率特性增强，且应能增强具有频率特性信号的响度和被感知到的概率，而不需要增加刺激量上限，因为此时输入信号的强度已位于植入者的电听觉动态范围中的较高位置。尤其在遇有因增加较高的刺激量产生不良影响时（如音质差、面神经刺激等不适），可以增加相应通道的增益从而不用增加通道刺激上限值。采用 CIS 策略时，调整通道增益本质上类似于对输入灵敏度参数的频率特性进行调整。

通道增益的主要临床应用是改变程序的感知音质。听力师可以在程序的实景听声测试时调整这些增益，以改善整体音质。

第九节　音 量 控 制

人工耳蜗声音处理器的音量控制（volume control）用于调节人工耳蜗植入者调试程序动态范围百分比。调节音量控制会造成植入者接收到的刺激上限值的改变。因此，调节音量控制会影响植入者对信号响度的感知。调节音量控制也会影响言语识别和音质。根据听力师调试时设定的音量控制操作，将音量控制从最大或默认位置调整到最小位置时可能会导致植入者感到声音很小或听不到声音。听力师和植入者必须全面了解音量控制对植入者听声的影响。音量控制设置的确切效果因人工耳蜗制造商而异。

调试过程中，听力师通过调试软件设置音量控制（注意不是所有调试软件都有此选项）。植入者可以调节音量以适应特定的听声环境。不同声音处理器的音量控制范围不同，调低音量会导致植入者程序上限值整体降低，即音量控制只能降低上限值。这意味着植入者不会感受到高于程序设定刺激量的刺激，但植入者将感觉到声音太轻。测试时，要将程序的音量设置为最大，同时确保植入者对上限值刺激的声音不会产生不适感。必要时，如担心儿童植入者自行随意调节或无意中触碰设备导致音量设置改变时，听力师可以在调试时关闭音量调节选项。

第十节　声电响度映射

声电响度映射（acoustic electric amplitude mapping，AEAM）是外界声音的输入和映射到电听觉动态范围对应关系的非线性对应函数（图 2-10-1）。映射函数在输入振幅范围下段的振幅增长越陡峭，越容易增强植入者对低电量信号的感知。听力师可以通过调整映射函数的增长"陡度"参数，找到在电听觉动态范围内适合植入者的声电映射特性，以获得更好的听声效果。诺尔声软件具有声电响度映射调节选择，其默认的 AEAM 值是 0.2，作为常规的调试，一般无须更改（其他品牌有类似的功能，如科利耳的 Q 值，详见本章第八节"刺激幅度到电流量映射"）。当植入者对轻柔声过于敏感时，可以调整 AEAM 值为 0.25～0.3；反之，当植入者对轻柔声反应不敏感时，则可以调整 AEAM 值到 0.17。

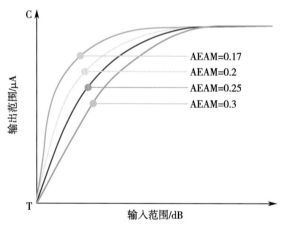

图 2-10-1　声电映射指数调节示意图

第十一节　通道频率分配

顾名思义，频率分配（frequency allocation）参数决定了将输入声音频率如何分配给特定的分析频带（即刺激通道）。有些人工耳蜗系统的频率分配是由调试软件自动确定的。如果一个电极被弃用，那么频率将被重新分配到可用的刺激电极。还有一些人工耳蜗系统，频率分配参数的调整会影响到上限频率（或传递到耳蜗最基底端电极的最高频率），以及中频通道中分析频带的宽度。换言之，带宽的高频限制被降低（如几乎从 8 000Hz 降低到 7 000Hz），剩余的带宽（即 188～7 000Hz）被分配在与弃用电极前相同数量的通道上（如原有通道为 16，弃用了 2 个通道后，系统将缩窄的频率范围依然按照 16 个通道等分到剩余 14 个通道上），成为具有较窄分析频带的通道。不同编码策略的人工耳蜗频率分配表总结如表 2-11-1。

表 2-11-1　不同编码策略人工耳蜗系统刺激频率分配表示例

通道数	APS（诺尔康）		SPEAK（科利耳）		ACE（科利耳）		CIS+（美迪乐）		HiRes（领先仿生）
	最低频率/Hz	最高频率/Hz	最低频率/Hz	最高频率/Hz	最低频率/Hz	最高频率/Hz	最低频率/Hz	最高频率/Hz	中心频率/Hz
24	6 916	7 770	—	—	—	—			—
23	6 124	6 916	—	—	—	—			—
22	5 392	6 124	116	243	188	313			—
21	4 783	5 392	243	393	313	438			—
20	4 235	4 783	393	540	438	563			—
19	3 747	4 235	540	687	563	688			—
18	3 321	3 747	687	883	688	813			—
17	2 955	3 321	883	978	813	938			—
16	2 650	2 955	978	1 125	938	1 063			6 665
15	2 346	2 650	1 125	1 285	1 063	1 188			4 264
14	2 041	2 346	1 285	1 477	1 188	1 313			3 590
13	1 797	2 041	1 477	1 696	1 313	1 563	—	—	3 022
12	1 614	1 797	1 696	1 949	1 563	1 813	6 321	8 500	2 544
11	1 432	1 614	1 949	2 238	1 813	2 063	4 693	6 321	2 142
10	1 249	1 432	2 238	2 597	2 063	2 313	3 475	4 693	1 803
9	1 127	1 249	2 597	3 043	2 313	2 688	2 564	3 475	1 518
8	1 005	1 127	3 043	3 565	2 688	3 036	1 881	2 564	1 278
7	883	1 005	3 565	4 177	3 036	3 563	1 368	1 881	1 076
6	761	883	4 177	4 894	3 563	4 063	982	1 368	960
5	639	761	4 894	5 734	4 063	4 688	690	982	762
4	517	639	5 734	6 718	4 688	5 313	469	690	642
3	396	517	6 718	7 871	5 313	6 063	300	469	540
2	274	396	未用	未用	6 063	6 938	170	300	455
1	152	274	未用	未用	6 938	7 938	70	170	333

第十二节　电　刺　激　量

大多数情况下,听力师在为植入者调试时,需要决定的最重要的参数是植入体对蜗神经的刺激电量(stimulation level)。人工耳蜗设备调试的基本目标是帮助植入者可以听到从柔和到响亮的言语声音,以及从小到大的环境声音。理想情况下,也要将刺激量设定在利于优化识别言语声的量级。通常,当整个电极束的每个电极触点最大刺激量的响度达到平衡时,言语识别和声音音质将得以优化。应设置刺激量为确保植入者不但能听到环境声音,还可以获得或恢复对环境声的正常响度感知。如果听力正常者认为声音是轻柔的,人工耳蜗植入者也应该觉得是轻柔的,听力正常者认为声音是响亮时,植入者也应该感到是响亮的,但不会感到不适。

当调整电流值时,一般用于刺激的给定电极对的脉冲宽度是固定的,听力师只需改变脉冲的电流幅值(或高度)。调试软件设定电流值以一个电流量为最小值,对应的实际电流是不固定的,依不同的调试软件而异,如 Custom Sound 软件中的电流量范围为 1~255CU(约等同于 10~1 750μA),诺尔声软件中的电流量范围为 1~255CU(约等同于 2~1 904μA)。这些都是近似值,因为传递给每位植入者的每电流量的实际电流取决于每位植入者的植入体。临床值和实际电流值的关系见图 2-12-1。因此,为了测量听到的最轻声所需的电流值(阈值)和产生舒适响度所需的电流值(上限值),听力师在固定刺激电流的脉冲宽度后,渐次地改变脉冲幅度进行测量。

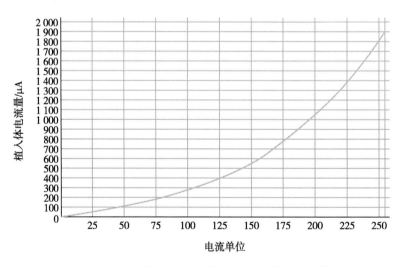

图 2-12-1　临床值和实际电流值的关系(诺尔声软件)
横坐标是临床电流值(CU),纵坐标是对应的实际电流

各调试软件的默认脉宽不同(详见表 3-3-1)。窄脉宽较宽脉宽耗时短,所以支持更高的刺激速率。如有需要,所有通道或单个通道的脉冲宽度可从软件提供的脉冲宽度范围内逐

步加大。调试程序采用的最大脉冲宽度取决于程序的编码策略、刺激模式、刺激率和选择的最大值数目。

改变脉冲宽度的效果是改变响度及相应的通道阈值和上限值。对于任何设定的电流幅值,窄脉冲宽度会引起较轻柔的感觉。相比之下,更宽的脉冲宽度对于相同的电流振幅会产生更大的听声感知。不建议首选宽的脉冲宽度,而只有当植入者通过使用窄脉宽且刺激电流幅度达到最大的程序听声仍不能感知足够响或通道发生超容顺(是指刺激电流低于程序所需的电流量时的现象)以及随通道刺激发生面神经刺激症状等情况时才需要加大脉宽。随着脉冲宽度的加大,程序的刺激率将需要随之降低。

一、电刺激阈值

电刺激阈值(threshold level)简称阈值,是指当电信号(通常是双相电脉冲)被传送到各个电极触点时,植入者能够察觉到的最小刺激量。实际上,电刺激阈值的确切定义和名称因人工耳蜗制造商而异。在诺尔康、科利耳和领先仿生三个品牌,电刺激阈值被称为"T值",但诺尔康和科利耳定义阈值为植入者 100% 能察觉声音的最小刺激量,而领先仿生对于电刺激阈值的定义为植入者 50% 能察觉声音的最小刺激量(与纯音听力测试相似)。在美迪乐,电刺激阈值被称为 THR 或 T 值,其对于电刺激阈值的定义为无法听到的最高刺激量,即从察觉声音刺激量往下调整至刚达到没有产生听觉反应的刺激量。

对成人和较大儿童的电刺激阈值的测量相对简单,听力师可以采用诊断听力学常用的心理物理测量法。用于测定刺激量的信号通常是一系列双相矩形电脉冲,其发生频率与人工耳蜗在日常使用中的刺激率相同。电脉冲序列通常具有 300~500ms 的长度,电脉冲序列的持续时间为半秒,关闭的持续时间为半秒,占空比为 1:1,每次发出两到三个脉冲序列。最常见的测量阈值的方法是,植入者听到信号时举手或说"有"。对于人工耳蜗植入者而言,这个信号通常在感知上类似于纯音听阈测试检查中使用的哔声或纯音声(即,每次呈现信号时,他们在都能感觉到两到三声"哔"声)。较少情况下,植入者可能会将信号描述为具有不同的特性,例如感知到刺耳的持续噪声或嗡嗡声。坚持使用设备(即,使用设备数周)后如依然报告听到持续噪声,这可能意味着传递的刺激落在耳蜗具有器质性神经退化或神经支配缺失的区域,如耳蜗死区(cochlear dead zone)。此外,也可能落在听觉系统中遭受长期听觉剥夺的区域,并由此引起的一种反应。这时要参考植入者实际的反应或结合客观测试结果而弃用相应的电极。但如果受累的通道太多且不考虑再植入时,则应鼓励植入者继续使用并调整听声期望值。

听力师通常采用改良的 Hughson-Westlake 上升 / 下降动态操作来确定阈值(Carhart et al,1959)。由于不同品牌人工耳蜗产品设定的刺激量不同,故而各品牌测试的理想步距可能不同。较大的步距(一般为 5 或 10CU)和一次连续给出多个刺激可用于注意力有限的幼儿调试,听力师可以快速确定接近电阈值刺激量的大致估计值。大龄儿童和成人的注意力集中时间会持久一些,可以为他们先采用大步距得到初步阈值后,再采用较小的步距(一般为 2~4CU）以更精确地确定电阈值。对于一些患有耳鸣的植入者来说，阈值的确定可能很困难，因为刺激信号往往与其正在发生的耳鸣"混合"。这种现象在新近植入的植入者中尤其普遍。可以考虑给出多声刺激和用以下计数法测量他们的电阈值。

计数测量电阈值的方法是让植入者计数他们听到刺激发出的哔哔声的次数。使用此方法时，听力师将随机改变每次试验中给出的信号数量（通常每次给 1~5 次哔哔声），植入者的任务是准确地报告所听到的哔哔声的次数。这种方法有助于植入者集中精力听取脉冲信号而不是持续性的耳鸣声，并提高他们对信号而不是耳鸣做出反应的可能性，避免产生大量假阳性反应，从而帮助听力师获得植入者有效的阈值。使用计数法通常会导致得到的阈值比传统法获得的阈值更高（Skinn holden et al，1995）。根据研究，更高的阈值量级可以提高植入者对轻微言语和环境声音的感知，即植入者可以更好地察觉比较轻的言语声和环境声音（Holden et al，2011；Skinner et al，1999）。然而，如果设置的电阈值量级远高于植入者的实际阈值，植入者可能会听到持续的蜂鸣声、嗡嗡声或煎炸声，或者因总能听到低强度的环境噪声而感到困扰。由于基于连续交织采样策略（CIS）至少有一个通道上始终存在电刺激，所以采用 CIS 的植入者的一大问题是更容易持续听到与之过高的电阈值相关联的噪声。

采用心理物理响度测量法设置电刺激阈值时，大多数听力师通常首先在一个亚阈值（sub-threshold）上发出程序信号，然后逐渐增加刺激量（即，上升法）。要求植入者通过指向类似于图 3-3-4 所示的响度等级变化上的类别来确认他们对信号的响度感知。电刺激阈值通常设置在一个与量表上"几乎听不见"或"非常轻"相对应的量级。作者认为植入者一般对声音从有到无更加能做出较为准确的反应，故作者一般采取逐渐降低刺激量（即，下降法）获取植入者程序阈值。

为儿童植入者调试时，较难测得他们的阈值。获取阈值的方法因年龄而异，这与（儿童）听力学专家用于评估儿童听力敏感性的行为测试方法，行为观察测听法（behavioral observation audiometry，BOA）、视觉强化测听法（visual reinforce audiometry，VRA）和游戏测听法（play audiometry，PA）相似。视觉强化测听法用于 8 月龄以上儿童的测试，可在 5 月龄以上儿童测试时尝试使用。游戏测听用于 2 岁半以上儿童的测试，可在 2 岁以上儿童测试时尝试使用。如果幼儿无法配合行为测试，可参考客观测试法的结果设置阈值。但对于植入者而言，获得患儿阈值最有效的方法仍是通过行为测试法。

为了加快调试过程，消除 CIS 中阈值设置过高时造成可能出现的可听到噪声问题，领先仿生公司和美迪乐公司引入了不需要测量电刺激阈值的编程策略，将电刺激阈值设置为 0 单位刺激或一定百分比（如最大刺激量的 10%）。为低输入强度提供的刺激量（即阈值），是通过与特定的上限刺激量相关典型的电动态范围规律、压缩处理、对数映射函数而估算设定。这些函数将声学输入范围置于典型的植入者的电动态范围的上限。有研究表明，使用测量的阈值量级与估计的阈值量级的程序，它们的言语识别和对轻声的察觉水平是相似的（Spahr et al，2005）。而 Holden 等人（2011）发现当植入者使用测量得到阈值的程序时，声场给啭音测试的阈值通常较低（即较好），对轻声言语的识别通常会更好。因此，在许多情况下,测量电阈值而不是依赖调试软件来估计阈值可能是有益的,特别是对于那些需要良好可听到的轻声言语以进行言语识别和言语、语言发育的儿童而言更加重要。至少,听力师应该实施声场测听以评估植入者的啭音阈值,确定是否为他们能听到轻声提供了足够的刺激。当成人行为听力阈值超过 30dB HL 或儿童超过 25dB HL 时,应考虑提高电刺激阈值或调整电对数映射函数。

听力师可以通过改变电流幅度、脉冲宽度或两者(即电荷)来调整电刺激阈值。增加电流幅度和 / 或脉冲宽度将增加电刺激的强度。增加电阈值应该能使得植入者更好地聆听轻的声音,因为增加电阈值后,轻柔的声音输入也会引起较大的刺激。但是,如果电阈值设置过高(即大大高于植入者的真实察觉阈值)可能会导致输入的轻柔声音变得太大,使得环境噪声令人烦扰 / 困扰,可能会使植入者感到不舒服甚至痛苦,并且可能在电刺激和 / 或环境噪声升高后干扰植入者听到有意义的轻柔声的能力,植入者听声还可能会发生言语失真,音质变差的情况。

二、电刺激上限值

刺激上限值(upper limit level)简称上限值,是指由调试软件设定的人工耳蜗植入体电极向植入者发出的最大电刺激量。刺激上限值的设置应该使植入者听声响亮,但不会感到不适。刺激上限值的术语和定义也因人工耳蜗制造商不同而略有差异。领先仿生公司人工耳蜗系统的电刺激上限被设置在植入者认为"最舒适"的量级。这个参数类似于助听器评估中经常测量的最舒适听力量级(通常称为"MCL")。领先仿生公司称为"M 值"。美迪乐公司人工耳蜗系统将刺激上限值称为最舒适值(most comfort level, MCL),即认为是"响亮但不会不舒服"的电刺激量。应注意美迪乐公司的 MCL 不同于用于助听器评估的 MCL(即,最舒适的听力级)。科利耳公司和诺尔康人工耳蜗系统的刺激上限值称为"C 值",设置在植入者认为响亮但舒适的刺激量。一般听力师可以给予 1～2 个声刺激,同时叮嘱大龄儿童和成人植入者说出或指向响度卡图片或文字(图 3-3-4),表示听的声音响度大小。接近上限值时,可以调低上升步距为 1～2 个电流量,对于反应敏感的植入者,1 个电流量的上升也会引起较大的响度反应。原则上不要在植入者指出声音大时即停止上升刺激,而应该尝试听声达到"太大"响度时根据上升步距,下调一到数个电流量,直至植入者不再反应为太大时的电流值设为上限值。测量上限值时要注意观察有无超容顺和植入者有无发生面神经刺激(面部抽动)、听声疼痛等症状,如果发生就应予以调整(详见第四章)。对幼儿则需要观察幼儿的面部表情和身体动作的变化,如果幼儿无法配合或难以观察到幼儿的行为变化,可以参考客观测试法结果(如神经反应动作电位阈值),并根据企业的指引应用诱发电位阈值设定幼儿程序的上限值。

人工耳蜗植入者的刺激上限值的设置非常重要,因为该值会影响植入者的言语识别、音质以及监控自己声音和能否产生可懂言语的能力,这对语前聋的儿童尤为重要。如果刺激上限值设置不恰当,植入者的效果很可能会不好。听力师通常通过心理物理响度测量方法或通过行为观察来设定刺激上限值。对于不能配合测试的植入者尤其是儿童，可使用客观测试技术包括电诱发听神经复合动作电位、电刺激听觉诱发电位、电诱发镫骨肌反射等测试估算植入者所需的电刺激强度。一些研究人员报告电诱发镫骨肌反射（electrically evoked stapedius reflex threshold，ESR）阈值对用于确定刺激上限值有参考价值（Wolfe，2008；高珊仙 等，2017）。

如果程序的上限值设置得太高，植入者在调试现场或之后都不愿配戴或调低音量／灵敏度配戴。但如果将上限值设置得太低，则植入者将无法实现响度归一化（normalization）（即中等音量的声音将过于柔和，而大的声音"不够响亮"），从而可能会影响植入者的言语识别和听声音质。

第十三节　遥　　测

遥测（telemetry）是指采用专门的设备对人工耳蜗系统某一属性进行测量并通过无线电射频（radio frequency，RF）信号将测量数据发送到另一个部件的过程。在植入式听觉技术领域，遥测是指将编码信号通过射频通信传入，再通过电磁感应连接传出并与植入体内部进行双向数据传输的过程。人工耳蜗植入体通过近场磁感应以设定的射频经过头皮传输信号。一些人工耳蜗植入系统使用单一的射频传输信号传入到体内植入体以及从植入体发送反向信号。但也有使用一个射频进行正向传输，第二个射频用于反向传输的人工耳蜗系统（如领先仿生公司人工耳蜗系统）。

遥测不仅用于将相关的信号发送到体内设备以进行最终刺激，而且在调试过程中还使用遥测来向植入体发送信号。反向遥测可用于将信号从内部设备传输到外部线圈、声音处理器和调试用计算机上。听力师利用反向遥测评估人工耳蜗内部设备状态（如测量电极阻抗）和测量蜗神经反应［如，电诱发复合动作电位，即科利耳公司的神经反应遥测（neural response telemetry，NRT）、领先仿生公司的神经反应成像（neural response imaging，NRI）、美迪乐公司的听觉反应遥测（auditory nerve response telemetry，ART）和诺尔康公司的神经反应测试（neural response measurement，NRM）］。遥测也可用于确定体外声音处理器传送到体内设备以确保其正常运行所需的功率值（容顺值）。同样，遥测也可用于估计在典型的日常使用中电池的预期寿命。有关遥测的具体细节可以参见本书第五章人工耳蜗客观测试法及在人工耳蜗调试工作中的指导意义。图 2-13-1～图 2-13-3 分别示意了 NRM 信号采集记录过程、NRM 典型波形和神经信号幅度与刺激信号强度关系图。

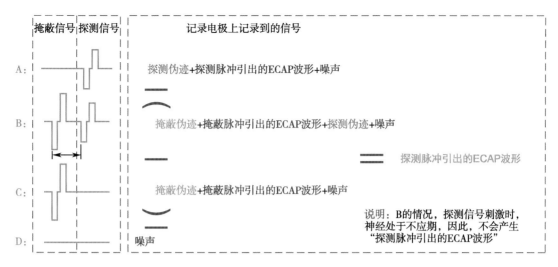

图 2-13-1 NRM 工作原理图

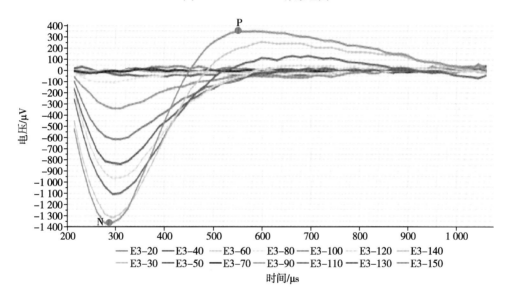

图 2-13-2 NRM 波形图

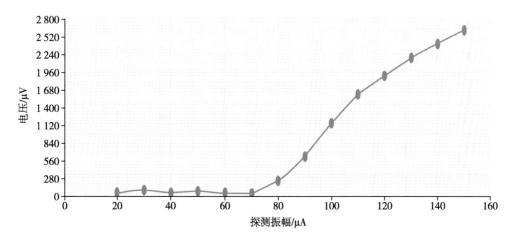

图 2-13-3 神经信号振幅与刺激信号强度关系图

第十四节   混　合　比

混合比（mix ratio）是控制来自声音处理器麦克风和直接音频输入（direct acoustic input，DAI）信号的相对强度。所有现代人工耳蜗声音处理器都有一个用于直接音频输入的端口（或一个具有直接音频输入连接的特殊电池盒），以允许外部信号的直接传输，例如从个人射频/调频系统或MP3播放器到声音处理器的信号。在某些情况下，植入者可能希望只听取来自直接音频输入的信号（如，聆听来自MP3播放器或手机的音乐）。然而，在许多情况下，植入者希望同时听到来自直接音频输入和声音处理器麦克风的信号。例如，儿童在教室里使用个人数字射频/调频系统时，应该既能从数字射频/调频系统中听到教师的声音，也应能听到包括他自己发出的声音和教室里其他孩子发出的声音。通常，听力师从各种不同的比率中选择不同的混合比参数，从声音处理器麦克风和从直接音频的输入等响（即来自声音处理器麦克风的信号没有衰减）到接近仅使用直接音频输入（即来自声音处理器麦克风的信号完全衰减）。比如银力在香港为一名鼻咽癌放疗后的语后聋植入者调试时，她表示对默认的1:3混合比不满，需要听取更多的来自手机的声音，经过不断增加音频输入比达到最高的1:10时，该植入者才表示满意。混合比参数还可以包括磁感线圈混合比，它控制着来自磁感线圈和声音处理器麦克风的信号强度，也包括从磁感线圈和麦克风信号的同等强度到只强调来自磁感线圈的信号强度。

第十五节   射　频　信　号

由麦克风拾取的声音信号经处理器处理成语码，连同驱动设备的电池能量一起加载在射频（radio frequency）信号，由导线传导到体外传输线圈，体外传输线圈天线以不同的发射频率透过皮肤向体内发射，体内传输线圈天线接收到发射信号。除了领先仿生公司外，其他企业的体外线圈向体内发射传入和由体内线圈向体外发射传出的射频频率均相同。不同企业（个别不同型号）的射频频率不同总结在表2-15-1中。

表2-15-1　不同品牌/型号人工耳蜗产品射频频率一览表　　　　　　　　（单位：MHz）

诺尔康	领先仿生		科利耳		美迪乐
			N22	N24	
16	49（传入）	10.3（传出）	2.5	5	12

第三章 人工耳蜗调试操作和相关工作

第一节 开机和随访调试时间

一、开机时间

人工耳蜗传统的开机时间段一般为人工耳蜗植入术后4～6周,近来很多人工耳蜗植入中心多在术后2～4周开机,笔者推荐2～4周开机。术后1周内开机者称为早开机,目前最早的开机时间是在术后第一天。早开机需要手术医师、植入者和/或植入者的看护者同意,伤口未愈合时需要保持术中贴附的无菌膜完整在位,设备使用时间可以每日渐次延长。

二、随访调试时间

典型的随访调试时间窗为开机后1月内1～2周调试一次。1～3个月以后调试时间窗为1个月、6个月、12个月,之后1年调试一次。笔者推荐开机后平均1个月调试一次直到3个月,之后为6个月、12个月,之后按照1年调试一次的调试时间安排。也有推荐开机后3个月才进行第一次调试的做法。但出现以下情形时要及时安排调试或缩短调试周期:①植入者进入青春期、围绝经期等体内激素水平发生明显改变时;②植入者发生中耳炎、发热、头部外伤时,待病情稳定后及时安排调试;③植入者的植入体性能不稳定时;④听力师调试发现植入者不能很好地配合及考虑因程序不适宜所造成的各种听声不适症状(如反映听声尖锐、听声疼痛等)时;⑤遇有植入者处理器的单个或多个程序丢失的情形,听力师可以直接调出存储于电脑数据库中的程序导入处理器。如有可能,应尽量安排植入者到场做一次植入体阻抗测试,因为程序丢失往往是由于设备遭受静电释放导致,而静电释放对植入体可能会造成损坏。具体随访调试时间由手术医师和/或听力师及植入者/植入者家人确定。

安排定期调试时间是因为电极植入人体和开机后电极和植入者自身会发生以下三方面的变化:①电极经过放电刺激后,其表面物理特性会发生改变;②植入者的耳蜗对电极这一异物发生反应,表现为蜗内电极触点表面有沉淀物质以及触点周围蜗内组织发生纤维化和骨化;③植入者对刺激声音响度感知会随着使用时间的推移发生变化。这些变化在开机一年内较为明显,且以开机3个月内较为显著,故而开机3个月内需要较频繁的调试以最适宜的程序保证植入者能最佳听声。但有听力师认为即使存在这些因素,植入者依然可以在不调试情况下的一段时间内能较好听声,且频繁调试可能会造成植入者需要不断适应新程序,影响听声,故而不应设定固定调试时间,只是在听力师根据当次的调试体会预估下次调试时间或有需要时再进行调试。典型手术术中检查,术后开机和调试时间安排如图 3-1-1 所示。

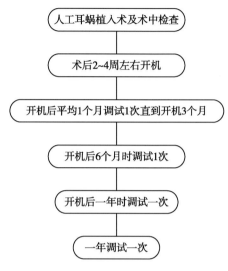

图 3-1-1　典型的开机调试时间安排图

　　后续各节按照时间顺序分述开机和随访调试前工作、开机和随访调试过程及开机和随访调试后工作。

第二节　开机和随访调试前工作

一、人员准备

　　调试人员应具备听力学、康复学、电生理学、心理学等学科的相关知识和技能。特别是儿童听力学知识和技能,要能够精确评估不同年龄段儿童的听声行为能力,掌握为儿童调试 / 测听的技巧;同时要了解儿童发育迟缓与听力损失的关系,对发育迟缓的儿童选择适宜的调试方法,如改良视觉强化测听法和客观测试法等,详见本章第四节"三、改良视觉强化测听法在调试过程中的应用"及第五章。

二、调试设备和物品准备

　　调试设备一般包括调试盒(也叫调试器)、调试线、USB 连接线、安装有调试软件的电脑(图 3-2-1),调试某些产品型号时需要用特定的人工耳蜗体外设备,如科利耳的 3G 处理器无法实施遥测测试。故障检测工具如监听耳机、信号检测仪、领佩式麦克风等工具和测试用卡片(如响度等级卡、指导用语卡、评估材料和设备)和纸笔等。如果是为成人植入者开机或调试,听力师可以穿着白大褂或正装,这样更容易获得植入者信任感。如果是为低龄儿童植入者开机或调试,听力师最好穿便装,因为经历过人工耳蜗植入手术,低龄儿童对穿白大褂的医务人员可能会有恐惧感。听力师需要准备玩具、视频播放器或灯光配景箱等。如有条件则提前告知儿童家长,带上儿童感兴趣的玩具和/或图片、载有视频资料的 U 盘(以便为儿童调试时用于游戏或视觉强化测听)。注意放置物品的桌面应为软包装或铺有软垫以避免物品与硬桌面接触发出撞击声影响测试结果,调试时要保持仅有调试需要用到的玩具而不应有多个玩具放在桌面上。

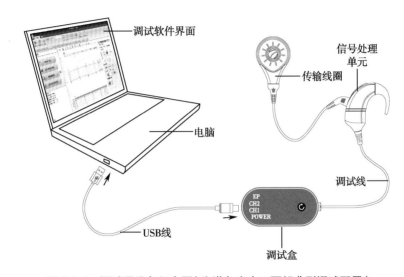

图 3-2-1　调试用设备组合图(为诺尔康人工耳蜗典型调试配置)

三、沟通交流

听力师要与植入者和/或植入者的看护者充分沟通,了解植入者术前助听器配戴史及效果。低龄儿童如果有较多的残余听力或听力损失呈波动性(如患有大前庭水管综合征)且有系统的助听器配戴经验,较容易接受人工耳蜗设备的配戴,且能较快达到听声识别甚至言语理解的效果。但部分大龄儿童,特别是既往助听效果满意且达到平台的儿童则需要一段时期适应人工耳蜗刺激的声音和克服对原植入侧助听器助听效果的怀念(依赖)或非植入侧耳助听器的依赖,才能完全接受人工耳蜗。一般将这一段时期称为"退步期",植入者表现为不喜欢人工耳蜗的声音,自觉人工耳蜗效果和音质不如助听器的效果和音质。这个时期短则数天长则数月。一定要鼓励植入者及其家人坚持配戴人工耳蜗,可以有计划地在语言训练时强调聆听来自人工耳蜗侧的声音,暂时"剥夺"助听器配戴(详见第九章第十节),随着植入者对人工耳蜗声音的熟悉,他们中绝大多数人最终会认为对他们自身而言,人工耳蜗的效果和音质优于助听器。听力师也要特别关注大龄语前聋和听觉剥夺时间超过10年的语后聋植入者,他们开机后可能表现为"听不到声音",听声时发生头晕等症状。

听力师要查看植入者已有的检查结果(如术后能显示出电极植入部位的影像学资料

等），并了解手术情况、术后恢复情况、听声动机、听声需求、对植入效果的期望值。要检查伤口愈合及皮瓣情况。向植入者或他们的家人交代测试过程和注意事项（如嘱咐家长要对孩子的听声反应予以鼓励，同时不要给孩子任何听声的提示等），预期的开机效果，以消除植入者和其家人疑虑以及调整他们的期望值（**谨记：开机前的交流和指导是调整植入者及其家人合理期望值的最后时机！**）。随访调试时，要了解植入者上次调试后的感受，查看开机日记（如有），针对植入者及其看护者的问题进行充分咨询和沟通。

四、阅片及对植入者设备进行检测

开机前要查阅植入者术前和术后内耳影像资料，以了解植入者耳蜗有无畸形、骨化，内耳道闭锁或狭窄等特殊情况。结合医师手术记录，确定电极部位，如果电极束完全未能植入耳蜗，则需要与手术医师交流，积极考虑再植入。如果应插入蜗内的电极束发生部分电极未植入或在蜗内发生卷曲弯折（图 3-2-2 和图 3-2-3），则要采取关闭受累电极并结合植入者植入效果考虑是否再植入（一般认为蜗内可用电极数≥8 时，可以不考虑再植入）（银力 等，2009；Noble et al，2014）。详见第四章第一节"一、蜗外电极的处理"和"二、蜗内弯折电极的处理"。随访调试时则要对植入者的设备进行检测，常用监听耳机和信号检测仪检查植入者体外设备，查看体外设备基本的参数如灵敏度、音量等设置是否正确。

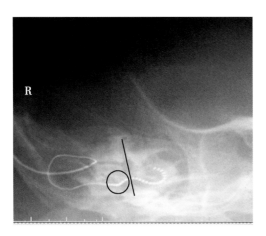

图 3-2-2　X 线片显示部分电极位于蜗外，黑线为前半规管延长线，圆圈内电极位于蜗外

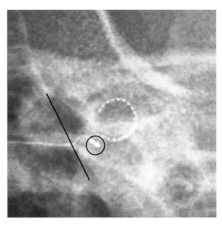

图 3-2-3　X 线片显示部分蜗内电极发生弯折，图中线条为前半规管延长线，圆圈内电极发生弯折

五、随访调试前测试或查看植入者已有测试结果

听力师要重视植入者在调试中心或在其他机构实施的诸如声场测听、言语测听等检查和测试结果，并根据这些结果设定调试目标。如果条件允许，调试前听力师应在植入者配戴人工耳蜗并开启时进行林氏六音、助听听阈、MAIS/IT-MAIS 和耳鸣量表等测试，以了解植入者人工耳蜗助听效果，从而协助设定调试目标。

六、掌握调试软件的重要物理参数

人工耳蜗调试软件涉及的重要参数主要有阈值、上限值、刺激率、编码策略、刺激模式、脉宽、最大值和增益等（详见第二章）（银力，2005）。前两个参数的单位为电流量（current level，CL）或电流单位（current unit，CU），所谓电流量或电流单位就是刺激的电流量，电流量与电流幅度有对应关系。如诺尔康人工耳蜗的 100CU＝272μA，科利耳的 100CU＝75.8μA。

第三节　开机和随访调试过程

一、连接设备

开机前协助植入者从包装中取出声音处理器、传输线圈、（外）磁铁，注意要根据皮瓣厚度尝试磁铁吸附力，选择合适磁力的磁铁。不建议强力吸附，以能吸附且摇头不掉为准，可根据不同企业的设计通过旋转磁铁或叠加／减少磁片以及更换磁铁型号改变磁力强度。为植入者选择合适长度的射频导线（根据植入者耳郭与植入体的部位决定应使用的导线长度，一般产品标配即可适用）或按照植入者需求提供相应长度，如需要挂在衣服上可提供稍长的导线。将调试导线一端与声音处理器相连，将传输线圈吸附在植入体所在部位头皮表面（如果头发长且硬，应建议剃发，如头发长且软，可以撩起头发，将线圈尽量靠近头皮吸附），另一端连接调试器，调试器通过一条标准 USB 连接线插入电脑 USB 端口，打开调试器开关（如有）。

二、创建植入者资料

不同企业采用不同的调试软件，如诺尔康公司的诺尔声（NuroSound）、领先仿生公司的SoundWave、科利耳公司的 Custom Sound、美迪乐公司的 MAESTRO（表 3-3-1）。

表 3-3-1　各品牌调试软件的主要指标

主要指标	诺尔康	领先仿生	澳大利亚	美迪乐
调试软件名称	NuroSound	SoundWave	Custom Sound	MAESTRO
阈值测试	需要	可选（默认为10%ML）	需要	一般默认为10%ML
上限值测试	需要	需要	需要	需要
默认刺激率/Hz	680	3 712	900	1 258
默认刺激模式	MP1＋2	P	MP1＋2	序列刺激
默认编码策略	APS	HiRes 系列	ACE	FS4-p
默认脉宽	50μs	18μs	25μs	自动变化
默认通道数	24	16	8	12

续表

主要指标	诺尔康	领先仿生	澳大利亚	美迪乐
默认增益	0dB	0dB	0dB	无
超容顺测定	支持	支持	支持	支持
神经反应遥测	NRM	NRI	NRT	ART
电诱发听性脑干反应	支持	支持	支持	支持
电诱发镫骨肌反射	支持	支持	支持	支持
刺激带宽 /Hz	152～7 770	333～6 669	188～7 938	70～8 500

不同厂家对于调试软件创建植入者资料时要求的必填项目可能有所不同，但一般以下项目为必填，包括：姓名、性别、植入侧别（双侧植入广泛开展后成为必填项）、植入体型号、声音处理器型号等。

三、进行植入体阻抗测试

在人工耳蜗调试阶段进行的植入体阻抗测试（implant impedance test），又称植入体阻抗遥测。每个企业甚至同一企业不同类型植入体的阻抗正常值有差异。一般在调试软件界面上用颜色标出电极状态，如 NuroSound 软件，电极图示呈绿色表示该电极阻抗正常，红色表示电极短路，黄色表示电极断路（图 3-3-1）。有些调试软件默认关闭发生短路或断路的电极，如果不关闭这些电极可能会造成不良刺激和刺激频率缺失。但由于部分故障电极可能会自行恢复正常，因此建议动态观察电极阻抗并及时关闭发生问题的电极或者启用阻抗值恢复正常的原阻抗值异常电极。电极关闭后其所承担的频率段会转移至其相邻可用电极，因此只要不是太多电极[多项研究测试电极数量对听声的影响，认为原则上应尽量有 8 个或

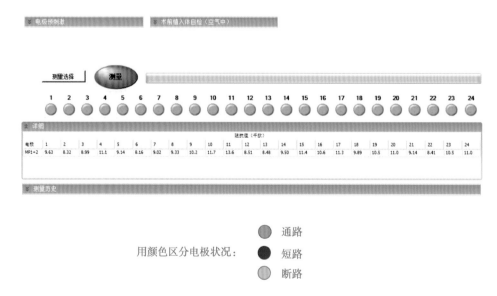

图 3-3-1　人工耳蜗植入体阻抗测试界面（图来自诺尔声软件）

以上的电极能运作(Fishman，1997；Dorman，2000)]受累，就应关闭受累电极。如果受累电极过多，经过评估，发现已经对植入效果造成影响，则要权衡是否需要行再植入术。应指出的是，因为种种原因将阻抗正常的电极关闭后，随着时间推移，被关闭的电极阻抗将逐步增高，可能会造成再度启用该电极时因阻抗过高影响听声的后果(详见第二章第二节)。

随访调试时，要特别注意那些上次开机 / 调试时有故障电极的阻抗值变化数值。根据不同企业软件功能，可以调取植入者的植入体历史阻抗值进行数值和图表对比(图 3-3-2)。

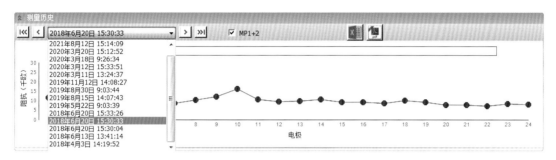

图 3-3-2 查看阻抗值(图来自诺尔声软件)

四、创建或打开植入者程序

建议开机时选取调试软件列出的默认参数，包括编码策略、刺激模式、刺激速率、脉宽、最大值(银力 等，2005)等参数创建植入者程序(图 3-3-3)。随访调试时打开植入者常用及认为听声效果最理想的程序，在此基础上进行调试。

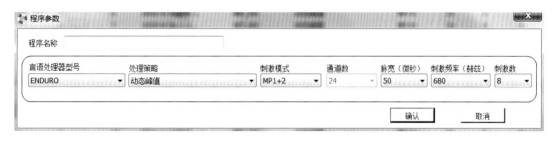

图 3-3-3 创建程序默认参数(图来自诺尔声软件)

五、设定刺激阈值

对开机植入者的阈值设定要采取较保守的步骤，一般可以从 10 个电流量开始(即将起始刺激值设在 10CL)或根据植入体的类型和植入者的病史、耳蜗解剖病理情况预估阈值进行单次刺激，观察植入者反应。儿童植入者调试可采用与其年龄相适应的行为测听法(银力 等，2014；钱宇虹 等，2010)，刺激次数可以选取 1～3 声，多声刺激一般用于欠配合的儿童和伴有耳鸣的植入者。

行为测听法如同纯音听阈测试一样，调试时一般采用"降十升五"(Carhart et al，1959)，直至植入者能连续两次听到同一单位电流量刺激声，此时也可以缩小步距，改为"升一降二"精准测得阈值。也有采用计数法设定阈值的，这要求植入者能配合重复其所听到的刺激次数，这时听力师要变换同一刺激量的刺激次数，一般选取 1～5 次刺激，如植入者能正确识别两次即可设定，否则需要进一步调高刺激量（详见第二章第十二节"一、电刺激阈值描述"）。如果植入者无法配合致使阈值设定不尽准确时，则应该遵循"宁高勿低"的原则确定阈值，保证植入者能听到轻微刺激声，但这样可能会让植入者在安静环境下也觉得有些吵闹。设定阈值的常用指导用语是"你将听到很轻微的声音，轻微到可能只是一种感觉，只要听到了你就做出反应（可以举手、说有、指图、放物等）"（图 3-3-4）。

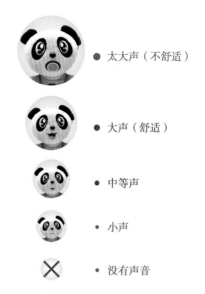

● 太大声（不舒适）

● 大声（舒适）

● 中等声

● 小声

● 没有声音

图 3-3-4　调试阈值与上限值测试卡（图片出自诺尔康调试工具卡）

　　随访调试时要结合上次开机 / 调试后的反馈情况调整单个或整体阈值。由于植入者对声音的体验往往是从"有"到"无"更为敏感，因此作者常采用下降法进行测试。即由原程序的上限值进行测试或阈值加 20 个电流量开始测试，下降直至植入者反馈听不到时再上升和表示听到后下降，直至获得阈值（图 3-3-5）。对于可以配合的植入者也可以采用计数法获得阈值。

　　对于无法通过行为测听准确获得听阈的儿童植入者，通过客观测试法，如电诱发镫骨肌反射、电诱发听性脑干电位、听神经反应动作电位测试（不同企业的命名有差异，常见的如上述 NRT/NRM/NRI/ART）的阈值可作为参考辅助设置阈值。神经反应阈值一般与植入者的上限值接近，在一定程度上与阈值相关联（Polak et al，2006），因此可以通过神经反应阈值来预测阈值。需要注意的是个体间神经反应阈值差异较大，并不能完全准确反映行为阈值，因此需要强调儿童行为测听的重要性。在临床实践中，我们常常采用多媒体视觉强化测听的方法来代替传统的 VRA 测听法，即利用电子显示器播放图片或多媒体文件替代传统灯箱作为视觉刺激源（银力 等，2014），采用改良视觉强化测听法能够解决 VRA 测试时灯箱造价高、体积大、灯箱内玩具单一等问题，从而提高儿童行为测听的普及率和准确度［详见第三章第四节"三、改良视觉强化测听法在调试过程中的应用"］。

　　领先仿生公司的 SoundWave 和美迪乐公司的 MAESTRO 调试软件采用推算法设定植入者程序的阈值。领先仿生公司的阈值默认为上限值的 10%，一般其 10% 的上限值比实际测出的阈值要低，由于领先仿生公司认为其刺激速率较高，如使用真实的阈值则可能因过大而使植入者感受声音嘈杂不适，故经研究表明使用上限值的 10% 为合适，这样设定的听敏度最佳。对少数特殊病例如耳蜗畸形或听神经细小的植入者，其上限值较高，如可达到 400～500 左右，且其听敏度补偿不理想，这时可以考虑手动提高阈值，如使用上限值的 15%

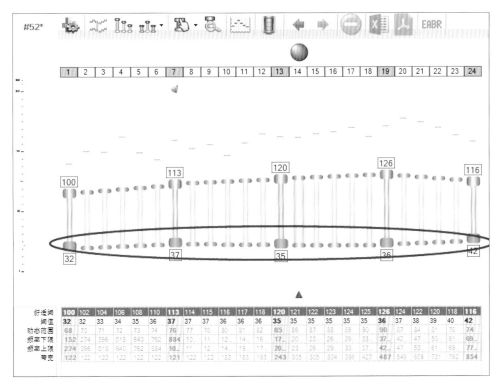

图 3-3-5 设定阈值(诺尔声),显示圈内数值为阈值(图来自诺尔声软件)

或 20% 等,可根据植入者的实际情况进行调整。在调试时,当打开麦克风可于调试界面看到各电极通道实时的光标闪烁,其响应范围是从 0~上限值(而不是 10% 上限值~上限值)。表明始终存在微电流的刺激,其目的是通过刺激保持听神经的活性(虽然这样的刺激并不能引发听觉感受),使其在给予真正刺激时能快速达到效果。

美迪乐公司的阈值可以根据植入者的行为反应进行设定,但实际上美迪乐植入者的阈值一般设定为上限值的 10%,据悉这是经企业研究推荐的经验值。如此设定阈值可提高调试效率,尤其对不配合的幼小植入者可快速建立程序。针对特殊病例如耳蜗畸形或听神经细小的植入者,10% 的刺激水平也可调整为 20%~30%,可由植入者的实际情况确定,亦可进行行为测试来进行调整。

六、设定刺激上限值

刺激上限值是植入者能耐受最大声的刺激电流值,如果超过这个值,植入者将难以耐受,注意调试设置上限值时不可在植入者反映声音大即停止增加刺激量,这样会缩窄植入者的听声动态范围,从而使其对大声的响度辨别下降(图 3-3-6)。一般采用整体上升法测定上限值,这样可缩短调试时间。但有以下情形时应进行单通道上限值设置,包括(测试)电极间刺激电流单位相差较大[一般认为相邻电极间超过 10 或插值调试法的锚道电极(详见下节插值调试法)间超过 20 个电流量即属于相差较大]和个别电极发生超容顺以及植入者有主观症状,怀疑与上限值设置不当相关并且需要单/多个通道改变脉宽或增益的情形时。如果植入者配合程度差,上限值设定不尽准确时,则应该遵循上限值"宁低勿高"的原则,以避免植入者对大声产生不良反应,当然这样做的缺点是可能会使得植入者对大声的响度辨别下降。设定上限值的常用指导语是"你每次听到声音后请告诉我你听到的声音响度大小,如果听得不舒服(如疼、难受),也请告诉我"。听力师可根据植入者情况选择直接进入实景听声或整体降低上限值后再打开实景听声。设定程序实景听声时,一定要进行听声舒适度的测试,包括在植入者麦克风旁揉搓塑料袋、抖动纸张、发出大声和引入各种噪声等方法,请植入者说出是否可以耐受或观察其有无痛苦表情。有时可以嘱咐植入者戴机走出调试室到外界听取各种声音,听力师根据植入者反馈,进一步调整上限值。

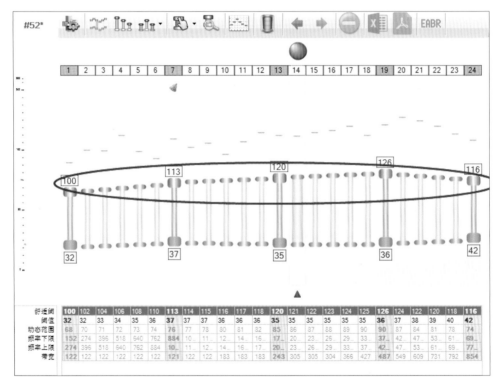

图 3-3-6　设定上限值(诺尔声),显示圈内数值为上限值(图来自诺尔声软件)

随访调试时,要结合上次开机/调试后的植入者或家人反馈情况及助听听阈的情况,调整单个通道或所有通道上限值。调试时要特别留意上限值是否超容顺,发出刺激时植入者是否发生眼睑跳动,口角歪斜等面神经刺激现象,如有就要作相应处理,详见第四章第二节"二、面肌抽搐值"。

七、插值调试法

为了提高调试工作效率,在不牺牲植入者听声音质和效果的前提下,可以利用插值调试法快速创建程序以加快调试过程。插值是指根据相邻通道的测量值来估计刺激量。例如，如果通道 6 和通道 8 的测量阈值分别为 70 和 80，则通道 7 的估计阈值将为 75。

在实践中，听力师通常使用插值来估计两个被测电极之间的数个电极的刺激量（例如，根据通道 7 和通道 1 的测量值估计通道 6 到通道 2 的刺激量），用于测量的通道有时被称为"锚道（anchor channels）"。在上述示例中，通道 7 和通道 1 即为锚道，通道 6 到通道 2 的刺激值基于在 7 号和 1 号锚道上测量的刺激值来估计得到。研究表明，平均而言，当大量植入者采用基于插值和个别通道测量得到的程序时，他们的效果不会下降（Plant et al, 2005）。然而，由于植入者的个体差异，建议听力师在时间允许的情况下应测量大多数刺激通道的刺激量（即，所有偶数电极和当两个偶数电极的刺激量相差很大时测量其间的奇数电极）。特别是，当两个锚道的测量值存在较大差异时，听力师应考虑测量锚道间电极的刺激量。此外，由于在耳蜗的基底区域听觉神经元的数量和功能可能有很大的变化，因此建议应测量电极束中最基底处三个电极触点的刺激量。还应注意的是，只有当使用单极电极模式进行刺激时，才适宜用插值法，因为单极刺激提供的相对较宽的电刺激场降低了彼此靠近的两个蜗内电极触点之间存在刺激量差异大的可能性。相反当使用双极电极模式进行刺激时，通常认为不适用插值法，因为此时电场很窄，每个蜗内电极触点间刺激量会有很大变化。

八、查看和调整刺激动态范围

电刺激动态范围是指程序的阈值与上限值间的范围，简称为动态范围。如刺激上限值为 150CL，刺激阈值为 100CL 时，刺激范围为 150CL － 100CL ＝ 50CL。目前没有公认的动态范围"正常值"，应以植入者听得舒适，且测试结果满意为准。常见的动态范围为 30～50个电流量，当发现整体或个别通道动态范围过"窄"或过"宽"时应查找原因（如植入者假阳性、假阴性反应，电极超容顺，电极植入位置异常等）和处理（如指导植入者做出正确反应，改变测试方法和增加脉宽等）（图 3-3-7）。植入者特别是开机和开机不久的植入者常见因心理作用导致动态范围"异常"。必要时可以参考客观测试得到的神经反应阈值并应用于设置相应通道的阈值和 / 或上限值。最终动态范围的设定是以植入者获得预期的听声效果和感受为目标。

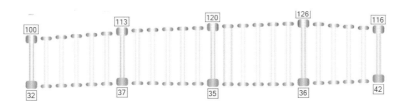

图 3-3-7　软件显示阈值、上限值和动态范围（图来自诺尔声软件）

九、上限值或动态范围的百分比扫描

扫描是指在给定的刺激量下，程序在刺激电极上的顺序刺激。换句话说，发出脉冲刺激（一到两声"哔"声）传送到最蜗顶或最蜗底的通道然后转到下一个通道，再下一通道，如此继续直至最蜗底或最蜗顶通道。通常是在较高的刺激量（如 C/M/MCL 值）实施扫描，以确保没有一个电极发出过大的或会导致不良音质的最大刺激。然而，也可以在较低的刺激量（如动态范围的 50% 或 75%）进行扫描，以确保较低量级输入的均衡性，尤其是当植入者抱怨某些轻声音听起来太响，或难以理解轻的言语声时。另外，如果从蜗顶向蜗底方向进行扫描时，植入者感知到的音高（调）应该逐渐变高。可以选择在较高的刺激量上进行扫描，并确保音调以预期的微音器分布而变化。还可以通过扫描以确定是否某一通道具有不良的音质，或者确认某一通道发出刺激时，植入者是否会产生非听性反应（如面神经刺激、触觉感、疼痛感）。最后，可连续或仅在两个或几个电极上进行扫描，以获得更精确的通道定位。

应对所有通道进行上限值或动态范围百分比扫描，以期发现有异常低或高响度的通道并加以处理，确保植入者对各通道上限值均能耐受。通过扫描还可以发现有无超容顺或引起面神经刺激的通道。进行扫描时的常用指导语是"你将听到一系列不同频率（音调）的声音，如果听到某个声音太大、太小或不舒服，请你及时告诉我"。

十、上限值或动态范围的百分比响度平衡

响度平衡是指将刺激连续地发送给两个或多个刺激电极，以确保当每个刺激以指定的动态范围百分比呈现时，受试者感觉到的刺激量相等。响度平衡测试是为了尽量减少原始声音信号经人工耳蜗系统处理产生的失真。根据研究报告，通过电极束提供同等响度感知的刺激，植入者可以获得最佳的音质和言语识别率（Dawson et al，1997；Sainz et al，2003）。在电极束上提供同样响亮的高限刺激量是建立优化音质和言语识别程序的最重要指标之一。植入者言语识别能力的降低，可能与言语信号中强度信息的损失和响度较轻的电极中频谱信息的丢失有关。如果刺激在整个电极束的响度不平衡，那么植入者将无法感知不同言语之间存在的自然强度差异。例如，自然言语的元音和低频辅音的强度要高于高频辅音的强度。另外，发出清辅音（如，s、sh）通常比其他许多高频清辅音（如，h、f）的强度更高。这些存在于不同音素之间的强度自然差异是植入者用于言语识别的重要线索，即通道间达到响度平衡是保持这些重要强度线索的必要条件。此外，如果一个通道提供的刺激比其他通道提供的刺激大得多，那么响度最大的一个通道可能会支配植入者的整体响度的感知。当听取宽频带声音时，例如言语和环境声音，植入者可以调整全局刺激量，以避免对最响亮的通道中出现的刺激感到不舒服。但这样做的结果可能造成其余的通道提供的刺激／响度不足。通过响度平衡，可以确保所有的通道均能提供适当的刺激。因此，对人工耳蜗植入者进行响度平衡测试是一项非常有价值的工作。

对于调试初期及那些缺乏聆听经验和言语发育有限的儿童植入者来说，让他们比较电极响度之间的差异很困难，因此响度平衡测试是一项非常复杂的工作。一般对能配合并能明确表达听声感受的儿童和成人才能实施此项调试。由于各电极间的音调差异，所以一般

可选择相邻的电极进行测试,这样可以减少电极间音调差异对测试的影响。一次选取 2～3 个编号成组通道(如 2 和 3 号通道)的上限值或动态范围的百分比(如动态范围的 75%)刺激,植入者反馈听到的 2～3 个刺激是否等响,不等响时则需要描述相应编号通道大、小响度的分布,再调整至该组通道等响。紧邻下一组编号通道(如 3 和 4 号通道)的刺激量以前组最接近的通道(如 3 号通道)刺激量为参考,先比较两组相邻通道刺激的响度,以比较过的通道为参考响度来调节第二组通道。以此类推,直至所有通道测试完毕后,再进行一次扫描,确保所有通道响度相等。由于响度平衡测试费时费力,需要植入者的高度配合,因此该操作一般只是用于有主观症状且可以配合测试的植入者。进行响度平衡的常用指导语是"你将听到两(三)个声响,请你比较这两(三)个声音大小是否一样,若不一样,请告知哪一个声音听起来最舒服,哪一个声音大,哪一个声音小"。

随访调试时,要结合上次开机 / 调试后的反馈情况特别留意在对可能的问题通道进行上限值扫描时植入者的反应。

有时单通道刺激植入者感到声音太大或刺耳,但整体开启程序时并未发生不适,这可能说明,通道间不平衡,有更响且听得舒适的通道声掩盖了单通道刺激时感到不适的声音。因此遇到这种情况时应实施响度平衡测试。

十一、实景听声

实景听声(go live 或 live)是指听力师将植入者配戴的声音处理器与调试器相连,由电脑供电,听力师在设置好植入者程序的阈值和上限值及各项参数后,点击调试软件界面的实景听声按钮,使得植入者可以听见环境中的声音过程。此时听力师与植入者进行交流对话,观察植入者的反应,特别是对大声和刺耳声的耐受度。常用测试方法是通过在植入者麦克风旁,近距离大声拍掌、揉搓塑料袋或抖动纸张的方法给声,然后询问植入者是否可以耐受,同时观察植入者的表情和行为变化。实景听声下也可以进行一些听能测试(详见第三章第三节"十八、开机后初步评估")。

听力师可以在实景听声测试程序时以动态范围的固定百分比增加或减少所有通道的上限值。整体改变上限值会使植入者获得更响亮或更柔和的声音感觉。一般来说,除非人为地高估了阈值,否则不应整体降低阈值。当然也要谨慎整体提高阈值,因为这样会人为地缩小植入者的听声电动态范围。实景听声和开机时不同植入者有不同的表现,大致可以做出归类,具体详见第三章第三节"十八、开机后初步评估"。

十二、增益的设置

调试时一般首先采用默认增益值(常为 0)。当植入者反映声音质量不佳(如音调问题)且无法通过改变阈值和上限值解决时,可以考虑改变程序的增益。改变方法可以按照软件提供的固定模式或单通道提升或降低不同频段的通道增益值(图 3-3-8 和图 3-3-9)。改变增益的情形描述可以参见第二章第八节"四、通道增益"。

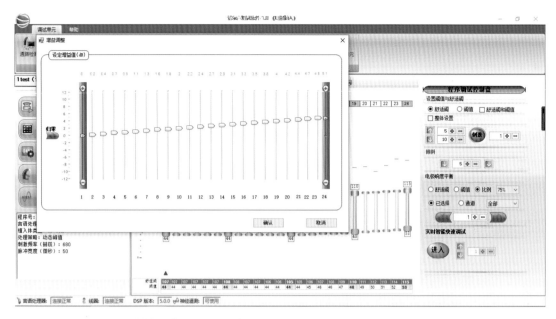

图 3-3-8   整体调节增益，以对高频电极整体增益调整为主（图来自诺尔声软件）

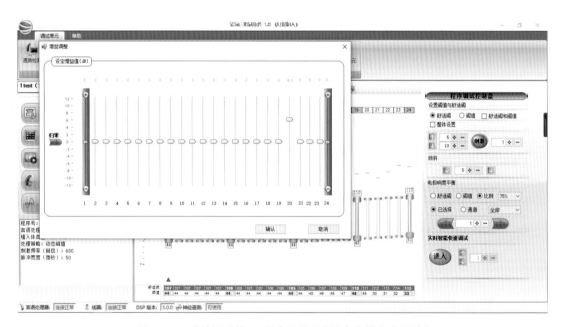

图 3-3-9   单独更改第 20 号电极增益（图来自诺尔声软件）

十三、设定和保存渐进或不同聆听模式的程序

可以考虑用心理物理或电生理测试方法设定不同渐进响度的程序（Almqvist et al, 1998；Novy et al, 2002），程序数目与不同产品处理器能容纳数相关（一般为 4 个程序位）。要向植入者和 / 或看护者说明应首选的程序位以及改变程序的时间顺序（如，程序 1 或 A 变化到程序 2 或 B 等）。对大龄儿童或者成人植入者，可以设定不同模式（如日常、安静或者噪声模式

等)的听声程序。但如有条件,到了一般设定的调试时间段或有需要时应及时调试,不同响度渐进程序为估计值,可能会导致听声欠佳,因此不推荐常规使用。遇有无法能及时安排调试和行为反应观察困难的儿童植入者,一般开机时可以设置渐进程序(通常保存的每个程序间上限值多以 5 个电流量的步幅渐次增加)并依次存入,要教会家长或者监护人如何使用,指导儿童植入者家长应怎样观察孩子听声反应、何时和如何切换程序。为了方便记忆,一般推荐植入者先使用 1 号程序(P1 或 A)或以 1 号程序为主,其他程序渐进观察使用。

随访调试时,建议将创建且推荐使用的程序保存在 1 号程序位,也可将植入者业已熟悉的旧程序保存在 4 号程序位以期备用。如果程序阈值和上限值稳定了,可以将同一程序分别存入所有程序位置,并可以选取不同的听声模式(如噪声、安静等)。尽量不要留有空白程序位置,这可能会影响植入者设备的正常使用。

十四、转换或升级程序

有时植入者会购买企业新升级声音处理器,并请求听力师帮助其进行新升级处理器的调试。调试软件或有程序转换(convert)或升级(upgrade)的选项(如 CS 调试软件)。转化程序时,主要调试参数不变,储存在数据库中原处理器的程序几乎无变化转换为新升级处理器兼容程序;升级程序时,软件会将原处理器的程序按照新处理器兼容的新默认参数(如输入动态范围变化等)进行升级。转换或升级后,听力师可以将程序进入实景听声状态,请植入者听声并比较与原处理器的听声区别,并在此基础上对部分或全部通道的阈值和 / 或上限值进行调节直至植入者可以接受新程序声音。注意,某些植入者虽然购买了新升级处理器,但可能对升级的参数无法适应,此时应采用转换程序的方法对新升级处理器进行调试。

十五、书写调试记录(报告)

根据不同产品的调试软件设置和要求,书写 / 打印本次调试记录并交给植入者调试报告。建议调试中心为每一位植入者建立文字和 / 或电子调试档案,以便对植入者信息进行规范化管理。具体报告形式依调试中心而异。

十六、备份调试数据

根据不同产品的调试软件设置,采用不同的操作方法,备份植入者程序。有的软件允许导出植入者的调试数据,可以拷贝给植入者或其家人,方便他们异地调试,以及当用于调试的电脑、植入者处理器发生故障造成程序丢失时,可以提供程序数据给听力师,从而保障植入者正常听声。由调试中心人员决定是否要将数据交付给植入者。

十七、结束调试过程

确保调试程序改动已完好保存后关闭调试软件,将调试导线与植入者处理器断开,帮助或协助植入者连接其电池或电池仓并开机听声。有时在调试结束，植入者离开调试中心后很快返回，反映与调试相关的音量或音质问题。为此建议听力师不要过早将调试设备收纳，避免再取出连接耽误时间。

十八、开机后初步评估

可以在调试阶段实景听声时或断开调试线接上电池（仓）用电池供电后打开设备对植入者听声效果进行评估，具体评估内容和注意事项详见第三章第四节"二、调试后评估"。

十九、开机时预期的植入者表现

开机调试单通道测试及打开程序听声（实景听声）测试时，不同植入者有不同表现，分述如下：

1. 低龄儿童植入者表现　可能表现为无听声反应，或出现寻找声源的动作和表情，或出现哭闹甚至试图甩/蹭掉线圈等强烈反应。值得注意的是在逐步增加刺激量时，部分儿童没有表现出听声反应，但当达到某一刺激量或打开程序实景听声时，儿童发生强烈反应，以致无法继续调试。故而调试时每上升一次刺激值，都要仔细观察孩子动作和表情的细微变化，尽量避免发生孩子哭闹的情况。遇有儿童因刺激有以上行为时，作者也尝试将孩子发生哭闹等行为的电流值作为孩子的哭值（cry level）或痛值（pain level），并据此推算孩子的上限值和阈值（详见第四章第二节"三、哭值和痛值"）。

2. 大龄语前聋儿童和成人语前聋以及部分成人语后聋植入者表现　他们往往表示通过人工耳蜗设备听到的是嘈杂声、电流声、金属音、发生"拖音"、耳鸣声、头晕等，并表示听不懂言语声，对声音的质量表示失望或抗拒，也有表示听不到声音，或只有伴随刺激时的感觉而不是声音。调试时需要花大量时间与他们交流，鼓励他们坚持使用，对一些听觉剥夺时间太久、经过学习也无法取得进步的语前聋植入者，可以尝试结合手语使用人工耳蜗。

3. 大龄语后聋儿童和成人语后聋植入者表现　一般听觉剥夺时间短、期望值正常、性格乐观的成人语后聋植入者虽然感觉听到的声音类似于机器人说话的电子音，但往往一开机就表示喜欢听到的声音并当场能听懂言语声甚至可以通过电话交流。但也有相当一部分语后聋或使用助听器非常有经验、因助听效果达到平台而选择植入人工耳蜗的患者，往往会抱怨开机时聆听能力的退步，怀念术前助听器聆听的体验。虽然他们症状多，但体征少，听力师要多花时间，认真对待他们的反馈，尝试改变参数。最重要的是鼓励他们坚持使用设备，努力适应"新"声音，随着坚持正确使用设备，最终可以获得很好的效果。

二十、调试过程中的注意事项

听力师在调试工作中有时会忽略一些细节问题，从而影响调试效果。常见有如下十种情况：

1．匆忙开始　听力师要避免植入者已经到场，准备开始调试时发生调试设备、物品和材料没有准备好，未能与植入者和家人进行充分沟通建立互信和了解植入者听声表现的情况。

2．不看资料　听力师未查看植入者的电极位片（开机调试时）和植入者提交的评估资料。开机时听力师应充分了解电极在耳蜗内的部位以便有针对性地处理好蜗外电极和蜗内弯折电极。遇有影像学表现为患有内耳道结构和／或听神经形态异常、耳蜗畸形或骨化的植入者调试时，应做好操作预期。对既往的评估结果了解后能有针对性地调试。

3．调试环境凌乱　虽然对调试场所的声学要求不如测听时使用的声场高，但听力师也要注意调试场所保持尽可能少的能引起视觉干扰的物品、字画等。调试设备放置的桌面要通过铺设棉垫等方法软化处理，桌上不要摆放多个玩具或物品，以避免有非测试响动声造成儿童注意力的分散。

4．指导不充分　听力师要注意指导植入者家长／看护者，在为儿童或需要他人照顾的植入者调试时，要注意对家长／看护者的指导，指导家长／看护者配合听力师做好孩子情绪和行为的把握，同时不要在调试过程中给孩子造成听声提示（如听到声音后立即查看儿童表情和反应。怀抱儿童时，家长听到声音，肢体或身体其他部位发生动作触碰到儿童等）。

5．未注意对侧耳"偷听"　由于人工耳蜗植入入选标准逐渐放宽，越来越多有较多残余听力和非对称性听力下降以及单侧聋患者植入了人工耳蜗，因此调试时更要注意避免电脑发出的声音被对侧耳听到而做出假性反应。听力师在与植入者口头交流结束后，调试发出刺激前要关闭或取下对侧耳的助听器（如有），作者也建议关闭调试用电脑音响或调至尽可能低的音量，从而避免家长或陪护者对植入者产生听声引导和／或误认为植入者听不到"大"的声音，而对植入效果表示怀疑。

6．表情僵硬　听力师要注意动作表情，要保持表情放松，为儿童调试时，最好做出儿童喜爱的较为生动甚至夸张的表情，避免只是盯着电脑屏幕导致植入者心理紧张而反应不佳。

7．不恰当告知负面信息　听力师遇有不会对听声效果造成影响的电极问题（如少数蜗外电极，或少数电极发生断路或短路时）要权衡是否有必要告知植入者、家长或看护者，因为可能会由此造成他们产生恐慌心理，甚至影响他们听声和发生纠纷。

8．给声（刺激）方法有误　听力师应注意给声（刺激）方法，要避免规律性给刺激及给刺激时即（抬头／扭头）查看植入者反应等动作变化，因为这样容易造成植入者做出假阳性反应。

9．责怪植入者　听力师要注意与植入者的关系保持融洽，遇有植入者配合度欠佳时，要避免责怪他们，责怪会造成植入者与听力师间的关系发生危机，从而造成植入者配合度下降。

10．不做记录　如果听力师在调试过程中或调试后没有对植入者的症状、表现及相关的调整做出记录，则可能会造成当次调试操作的混乱，也会影响下次调试工作。

第四节　开机和随访调试后工作

一、调试后注意事项

调试工作结束后，听力师应做到如下八点：

1. 要告知植入者和 / 或家人调试结果，包括设备工作状态和程序大致变化（如刺激电流大小的变化等，并告知这些变化是否属于正常的变化范围内）。

2. 要酌情及时做出植入者听声效果评估（详见下节）。

3. 要做好调试笔记以备下次调试或病例讨论时使用。

4. 要做好设备使用和康复指导。

5. 要鼓励植入者和 / 或家人做好开机 / 调试的日记本记录（详见第三章第四节"十、指导记录开机日记本和预约调试"）。

6. 要鼓励植入者、家长或看护者提问并认真解答。

7. 针对儿童植入者，应指导家长在日常环境中注意观察孩子的听声反应，培养孩子的聆听习惯，教会或强化"听 - 放训练"，为下次调试做好准备。

8. 保持随访和咨询。

随访是一个长期的过程，需要不断地满足植入者的需求及帮助植入者更好地使用人工耳蜗。随着植入者人工耳蜗使用经验的累积，随访的内容及重点也会不断地变化。对于植入者而言均可从咨询中受益。咨询的内容通常包括：①使植入者理解他们听力损失的状况及由此导致的消极情绪以及对家庭造成的影响；②为他们提供需要采取的康复治疗建议，如双耳干预的好处、建议和鼓励植入者使用听觉辅助装置等；③帮助植入者克服设备使用相关的心理障碍；④对植入者家庭和朋友的建议；⑤帮助植入者学习和掌握聆听技巧和额外的交流技巧；⑥为植入者提供康复训练渠道及信息。

二、调试后评估

术后调试中还应结合评估工作。通过对效果评估的结果分析，可以发现植入者的问题，从而为调试提供有价值信息。目前常用的评估方法除听力测试外，还包括问卷评估等。听力测试为多年来康复效果评估的最基本方法之一。调试后对植入者的效果做出评估，具体评估时间、评估工具和手段因调试中心的条件、听力师的经验和植入者的情况而定。

1. 听力测试　一般常用的听力评估包括助听听阈测试、裸耳纯音听阈测试（检测残余听力），以及在不同听声环境（信噪比）下通过对听取林氏六音（即，a、i、u、s、sh、m）的不同反应层级（即植入者对声音的察觉、辨别、识别、理解）的听能测试，如有特殊需要还可以行声源定位测试。

2. 问卷评估　问卷评估是通过询问家长、监护人或植入者本人而获得的植入者相关能力方面的信息,对于不能配合临床测试的儿童,尤其是对于年龄小、康复初期、多重残疾儿童等是目前主要的评估方法。由于问卷评估所获得的信息是关于听力损失者在日常生活中的行为表现,因此还可作为临床测试的有益补充,从而使问卷评估成为目前临床上常用的贯穿于整个康复过程始终的听力损失患者康复效果的评估方法。问卷评估包括听觉行为分级标准(categorise of auditory performance,CAP)、言语可懂度分级(speech intelligibility rating,SIR)、有意义听觉整合量表(Meaningful Auditory Integration Scale,MAIS)或婴幼儿有意义听觉整合量表(Infant-Toddler Meaningful Auditory Integration Scale,IT-MAIS)、生命质量问卷(如 NCIQ)、言语空间听觉质量量表(Speech,Spatial,and Other Qualities of Hearing Scale,SSQ)、耳鸣量表(TVAS)、耳鸣残疾量表(Tinnitus Handicap Inventory,THI)等。

3. 言语测听 言语测听是临床上常用的听觉功能评估方法,经过多年来国内同行的共同努力,已开发出多项适用于听力损失者的言语测听材料。由于言语测听需要植入者的配合,因此需要植入者具备一定的生理年龄、听力年龄、听觉言语能力等。使用时应结合植入者的实际情况对测试材料、给声方式、反应方式进行选择。所选材料应与植入者生理年龄相符(图 3-4-1)。目前我国大陆常见的言语测听材料有 15 种。

(1)成人常用的言语测听材料有 6 种:普通话言语测听材料(张华,2006)、计算机辅助的中文言语测听平台(郗昕,2010)、中文 BKB-SIN(Bamford-Kowal-Bench Speech-in-Noise)(郗昕,2008)、汉语普通话版噪声下言语测听(Mandarin Hearing in Noise Test,M-HINT)(刘莎,2006)、普通话版噪声下言语识别速测表(陈艾婷,2010)、汉语普通话声调识别测试材料(刘博,2014)。

(2)儿童常用的言语测听材料有 9 种:聋儿听觉言语康复评估词表(孙喜斌,2007)、普通话早期言语感知测试(Mandarin Early Speech Perception,MESP)(郑芸,2011)、MPSI(Mandarin pediatric speech intelligibility)(ZHENG Y,2009)、广东话基础言语感知测验(李月裳,2015)、幼儿普通话声调识别词表(曹永茂,2008)、儿童版汉语普通话声调和双音节测试材料(KEVIN

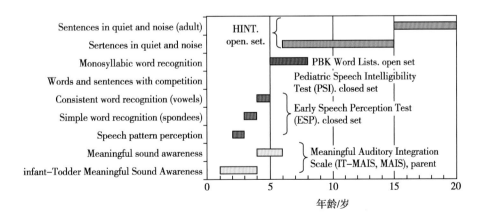

图 3-4-1 不同年龄阶段采用的言语评估材料
其中部分材料已经汉化为中文版测试材料
(图摘自 Sig Soli 教授课件)

C P，2009）、MHINT-C（刘莎，2007）、MLNT（Multisyllabic Lexical Neighborhood Test）（刘莎，2009）、学龄前儿童应用的图形识别测试材料（魏朝刚，2008）。

根据评估结果及时调整程序，如发现植入者助听听阈的某个频率未进入言语香蕉图，或林氏六音中某个音未能被听到或未能被辨别，或植入者听到某个音时发生面神经刺激、疼痛、眩晕等非听性反应等，此时要针对性地调整相应电极的阈值和 / 或上限值 / 增益值等参数。

三、改良视觉强化测听法在调试过程中的应用

改良视觉强化测听法（modified visual reinforce audiometry，MVRA）是一种重要的儿童听力测试方法。一般调试场所不具备声场测听条件，特别是不具备视觉强化测听条件。听力师可以考虑以显示器代替灯箱播放接受调试的儿童植入者所喜爱的图片、视频片段等作为视觉强化源（图 3-4-2），而无需用装有单一固定玩具的灯箱作为视觉强化源（银力 等，2014）。

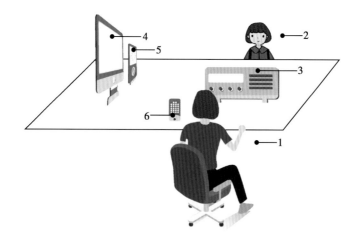

图 3-4-2　MVRA 测试设置示意图

1. 测试者；2. 受试者（儿童）；3. 测试设备；4. 显示器；5. 音箱；6. 遥控器。

四、直接音频输入法在调试效果评估中的应用

临床评估时，可以采用直接音频输入法进行言语测听。直接音频输入是通过音频转接线、转接头、音靴等辅助设备实现（图 3-4-3）。植入者可以通过助听设备清晰地聆听外接输入声，当关闭麦克风输入仅启用直接音频模式时，植入者可专心聆听外接输入声，不受环境声干扰。用这种方式实现听觉言语能力评估为人工耳蜗植入者、助听器使用者的干预效果评估提供了极大的便利，而不需要依赖于造价昂贵、占地面积大的声场等场地和设备，且不受背景声的干扰（付鑫焱 等，2018）。

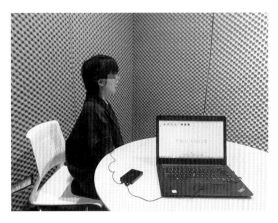

图 3-4-3　直接音频输入法设置图

五、指导植入者或其家人使用设备

听力师应指导植入者和 / 或其家人在开机后能学会装卸电池、开关机、切换程序、改变音量和 / 或灵敏度、电池的使用和充电方法（如为充电电池）、干燥盒的使用、故障检测工具的使用等。可结合图片资料或实物，边操作边解释使植入者和 / 或其家人加深印象，并让植入者和 / 或其家人实际操作几次直至他们掌握正确的操作方法。不鼓励为儿童植入者更改默认的音量 / 灵敏度设置，成人也应尽量使用默认设置。由于有的调试软件设定改变音量是改变动态范围的百分比，所以只要调试时上限值设置有把握，就应把音量设在最大即达到百分之百动态范围量级。调试结束时，要告知本次调试结果、使用程序的顺序和程序适用的听声环境、音量和灵敏度设置等。

六、指导植入者对侧耳配戴助听器

当单侧植入的植入者非植入耳有可助听的残余听力时，可配戴助听器。这样做具有可能获得声源定位和在噪声环境下听声优于单耳听力的益处（Teresa et al, 2001）。利用双模式干预建立双耳听觉应贯穿于整个康复过程，这比单一使用人工耳蜗或助听器能更大程度地提升聆听质量以获得更好的康复效果。助听器和人工耳蜗应看作是一个不可分割的整体与听力损失患者机体的完美结合，它们整体助听共同发挥作用，两者"一刻也不分离"。应尽早在非植入侧验配助听器，并与人工耳蜗进行响度匹配。如果植入者存在助听器侧"优势耳"，即植入者过分依赖助听器听声时，可在语训康复训练时取下或关闭助听器，单独使用人工耳蜗，语训结束时要及时配戴对侧耳助听器（详见第七章第七节）。

七、指导植入者对侧耳人工耳蜗植入

如果是单侧植入的案例且当经过评估认为非植入侧耳助听器效果不佳，且无人工耳蜗植入医学禁忌证时，就要积极考虑为非植入侧耳植入人工耳蜗（详见第八章）。

八、指导植入者的康复安排

根据植入者术前、手术和开机情况予以推荐适宜的康复模式。每一位植入者都需要接受康复训练，但训练的方式、使用的教材、训练强度因人而异。通用的原则是嘱咐植入者坚持配戴设备，指导家长或看护者积极参与植入者的康复训练过程，多与植入者交流，并对植入者多鼓励，引导植入者听声和养成听声习惯。初始配戴人工耳蜗时应选择信噪比高（安静）的聆听环境。除了课堂式教学外，日常生活的场景教学更加重要。预先告知植入前长期使用助听器且效果较好者（如大前庭水管综合征植入者），开机后可能会有一段时间的适应期，这时的辨听效果可能出现"退步"，即主观感觉人工耳蜗效果不如助听器，这个"退步"期一般在一个月左右，如坚持配戴，绝大多数植入者可以获得良好甚至优异的效果。

九、指导儿童植入者家长对儿童的听能管理

1.日常生活中家长对儿童植入者的观察　家长应善用发声源。发声源可以来自日常生活环境和人为制造发出的声音（图 3-4-4）。儿童听到声音后会发生各种听声反应，可以表现为：①宏观表现，如转头寻找、东张西望、起身追寻、配戴外机的一瞬间哭闹等；②表情反应，如眨眼、皱眉、眼球转动、愣神、目光突然停滞、发呆、面部肌肉紧张呈"呆萌"状、嘴角微动欲发声、微笑、眼圈红欲哭状等；③身体语言，抬头找家人、抱紧家人、紧张发抖、突然停止正在进行的活动、尝试取掉人工耳蜗装置、玩弄装置、将线圈贴上或是摘下（感受声音的变化）、装置脱落自己会主动戴上或找家长帮助、装置无电时会向家长示意、起床后会主动索要使用装置等；④情绪反应，如笑、高兴、不高兴、发脾气、好奇、吃惊、紧张、害怕等。

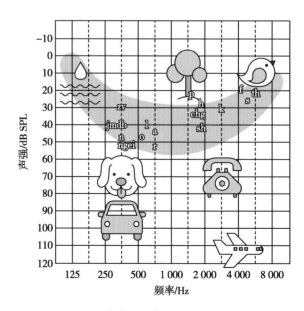

图 3-4-4　日常声音的声强和频率分布示意图

家长和看护者观察孩子听声反应时的注意事项包括，①不要以孩子听声转头作为唯一的反应标准（这是家长最易犯的错误），因为当孩子注意力不集中时，可能对声音没有反应，但不代表其听不见，另外当孩子情绪不佳时可表现为对声音反应不积极；②人工耳蜗开机调试初期孩子出现暂时不适不代表该程序不适合孩子，需要一段时间来适应；③孩子出现身体不适亦会影响其听觉感受（如果儿童生病，则建议调试改期）；④要关注孩子的成长尤其是青春期的到来，与家长的交流会出现许多新情况（如孩子逆反、不理会家长等）。总之，家长要特别关注孩子心理因素对聆听及听觉感受的影响。要善于发现表象背后的实质，不要只关注是否听见这一结果，更要关注孩子自身的状态，其决定了孩子对声音反应的态度。

2. 家长对孩子植入效果的比较与认识 家长对孩子植入效果的比较与认识要从纵向和横向两个维度进行对比。

（1）纵向对比：是与植入术前比观察孩子的进步，有些孩子术前配戴助听器并取得了一定康复效果，他们往往在开机初期可能感觉人工耳蜗效果不及助听器，要告知家长鼓励孩子坚持配戴人工耳蜗，定能感受人工耳蜗的聆听优势。

（2）横向对比：家长在与其他人工耳蜗植入的孩子作比较时应了解对方的具体情况，包括每个孩子的植入年龄、听力损失时长、开机时长、耳蜗结构、听力损失原因、植入手术情况、术前是否配戴助听器、学习能力、语训情况、家庭支持及养育方式等差别，以上因素影响了孩子的植入效果。

家长可以采用"人工耳蜗适应证及预期使用效果快速自测题"（附录1）对孩子的植入效果进行自我评定，做到心里有数。总之家长要以发展的眼光看待孩子现在的表现，耐心给孩子成长的时间。一般随着配戴时间的推移，孩子的性格和行为均可能发生改变，会做之前不会做的事情。如较之前爱看电视、发出咿呀声或较之前话多了、脾气改变了等。

十、指导成人植入者沟通技巧

迄今，缺乏类似于儿童人工耳蜗植入的成人植入者康复教材和课程，这也与成人植入者的特点有关。需要强调的是成人植入者所处的家庭、社区和社会救助组织对他们的支持非常重要。成人植入者要多与效果好且性格乐观、积极向上的植入者交流，可以通过与家人及朋友交流、朗读文章、报刊，通过计算机辅助康复训练（Fu et al, 2007）乃至观看聆听带有字幕的电视节目达到康复目的。沟通策略对于成人植入者在与他人沟通时具有一定的指导意义（附录2）。

十一、指导记录开机日记本和预约调试

成人可以将每日听声感受记录书写，儿童家长则通过观察儿童的听声及发音变化加以记录。内容一般包括：当天发生的事项（如开机、第几次调试、语训课、评估结果和耳鸣变化等），使用时长／开机时长，对声音大小、环境声、言语声、安静和噪声等不同环境条件下的听声感受，言语可懂度，语训课程和评估体会及结果，以及发音变化、设备使用情况、有无伴

随症状或原有耳鸣等症状是否有所变化。要求植入者和 / 或家长见康复老师和听力师时请他们查看开机日记本记录，同时请他们写下他们的观察和建议。

建议采用自制或企业提供的调试预约卡预约下次的调试时间和地点。

第四章 人工耳蜗调试中的常见问题及解决方法

第一节 异常电极的调试处理

现代人工耳蜗系统均为多电极或多通道系统，多个电极组成一个电极束，电极束中的每个放电（物理）触点被称为电极（electrode），通道（channel）则是能独立放电的单个电极或是由协同放电的一组电极构成，所以一个电极束中，通道数目可以等于或少于电极数目。异常电极包括蜗外电极、蜗内弯折电极和超容顺电极。对于异常电极，可采取调整参数、关闭或取出再植入等方法进行处理。

一、蜗外电极的处理

此处蜗外电极是指本应插入耳蜗的电极束电极，术后证实位于耳蜗外，如中耳腔等位置，这与植入体固有的独立蜗外参考电极（如 MP1 和 MP2）不同。听力师判断是否发生蜗外电极的方法包括查看医师手术记录，阅读植入术后拍摄的特定体位耳蜗电极 X 线片、CT片（银力 等，2009；Noble et al，2014），以及调试时查看植入者对单一电极特别是位于蜗底的电极心理物理反应、电生理反应（如 NRM 等）和蜗底电极与相邻电极的刺激量对比是否明显增加，即是否出现"翘尾"的现象。一般如果位于蜗底的电极与相邻电极的刺激电流量呈显著（断崖式）或渐次上升时（即越接近蜗底的电流值越大），要高度怀疑是否存在蜗外电极。因为高刺激电流量的电极位于蜗外或无效刺激区的可能性比较大。注意通过电极阻抗值判断电极是否完全植入是不准确的，这是因为蜗外电极只要与中耳组织或体液接触，其阻抗值就可以表现为正常（如前所述）。对未植入耳蜗的电极应予以关闭，关闭后它们承担的刺激频段由相邻的可用电极承担刺激（图 4-1-1）。如果蜗外电极数量多，已经影响了听声效果，且通过改变编码策略等调试方法无法改善时，应与手术医师商量积极考虑取出再植入手术。

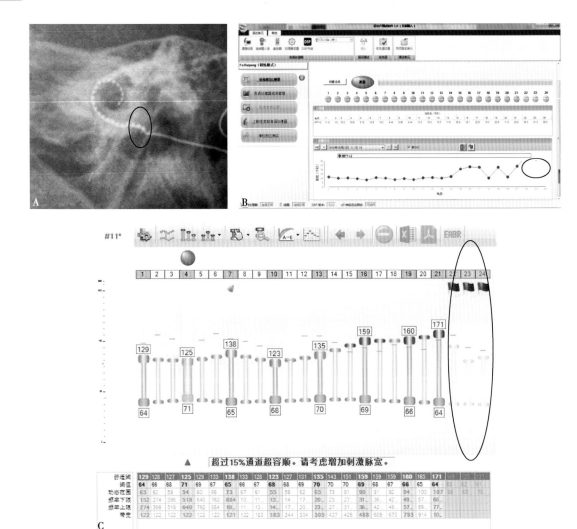

图 4-1-1　人工耳蜗程序图(诺尔声软件)

A. e24、e23 和 e22 三个电极位于蜗外；B. e24、e23 和 e22 三个电极阻抗增高呈断路状态；C. e24、e23 和 e22 号电极的阈值和上限值较相邻电极升高，呈"翘尾巴"趋势。通过调试软件关闭了这三个电极，这三个被关闭电极所承担的刺激频率段"转交"到其他通道表达。除 A 外，其余图来自诺尔声软件。

二、蜗内弯折电极的处理

　　电极在耳蜗内发生弯折，往往与手术医师在插入电极遇到阻力时处理不当或电极设计缺陷有关。可以通过查看医师手术记录和阅读植入术后拍摄的特定体位耳蜗电极 X 线片、CT 片（银力　等，2009；Noble et al，2014）确定。发生弯折的电极，阻抗值可能正常，但会造成无效刺激或通道间的严重干扰。植入者对于这些电极的刺激表现为反应不佳或无反应。听力师需要关闭发生弯折的电极，如果发生弯折的电极数量多，已经影响了听声效果，且通过改变编码策略等调试方法无法改善时，要积极考虑取出再植入手术。

三、超容顺电极/通道的调试处理

电极/通道超容顺是刺激电流低于程序所需的电流量。发生超容顺时，虽然刺激电流量增长但植入者未体验到响度随之增长也即程序未能提供适宜的响度信息。植入者可能体验到声音失真、电池使用寿命缩短的情形（见图 3-3-6）。当植入者心理响度不能随刺激量的增加而变化，即发生超容顺时，虽然刺激电流数值可以人为增加，但植入者感觉的刺激响度不会随之变响。由于超容顺电极会增加耗电量，低效占用频率段，因此必须处理超容顺的通道。视超容顺通道数目多寡，可采用增加单一通道或所有通道的脉宽，从而降低刺激幅度，达到预期的心理响度增长。必要时可以暂时关闭超容顺通道。有经验表明，在开机环节如发生电极超容顺现象，可尝试在调试界面实景听声（激活）程序 5～10min，若观察到电极阻抗下降，则通道超容顺现象会减少。

第二节　特殊的调试值

特殊的调试值简称特殊值，是指为特定植入者调试过程中植入者对电刺激表现出特别反应时的刺激电流值。特定植入者是指因植入手术意外和/或自身因素造成对电刺激反应不良的植入者。分述如下：

1. 手术意外　是指电极植入发生异常。如发生电极束全部或部分未插入耳蜗，蜗内电极发生弯折和疑似蜗内电极发生穿阶（即电极通过基底膜或骨螺旋板由鼓阶穿入前庭阶）等情形。

2. 植入者自身因素　包括植入者存在耳蜗和/或内耳道结构异常等因素。植入者为低龄幼儿和语前聋大龄儿童或成人且听觉剥夺时间长久的植入者，他们往往无法配合主观测试或配合度不佳。

特别反应包括听声响度增加与刺激量增加不成比例、面神经刺激症状、哭闹和无反应等。听力师遇有这些特殊值时需要准确判断，并做出相应处理，如此不但可以处理好植入者的异常反应，也可借特殊值加速设定调试程序。常见的特殊调试值如下。

一、阈尾值

阈尾值（threshold tail level），俗称阈尾巴值。一般情况下植入者刚听到声音时的电流值为阈值。如果植入者表现为随着电流刺激的增长，其心理响度并未随之增加，直至在某个"拐点"时植入者方能觉察到声响较上一个刺激量大一些，即达到一个响度拐点。这个"拐点"的电刺激量被称为阈尾值，此时的阈尾值应即为该通道的阈值（银力　等，2017）。只有将阈值设在阈尾值才能达到预期的调试效果，否则植入者对轻柔声音的感知会下降。

二、面肌抽搐值

面肌抽搐值（facial nerve stimulation level），简称面抽值，指给电刺激诱发植入者植入侧面部（常为眼睑和口角）抽搐症状时的电刺激量（银力 等，2017）。人工耳蜗植入者发生的面肌抽搐往往是由于电刺激面神经所致，原因可能是面神经走行所在骨壁的通透性高（如患有耳硬化症等）或骨壁有裂隙；植入者存在上呼吸道感染和／或中耳炎症时以及因为植入者残存神经少而需要大电流刺激等原因所致。如果是单个或为数不多通道刺激引起的面肌抽搐，可以尝试增加这些通道的脉宽，从而降低刺激幅度，或者酌情关闭这些通道（钱宇虹 等，2009）。可以通过以上限值扫描或实景听声时发出林氏六音观察引起面肌抽搐的通道（如发出"s"音出现面肌抽搐，则考虑为高频通道）。可以采用逐次关闭2～3个通道的方法，仔细查找问题通道。找到问题通道后即可以通过上述增加脉宽或关闭通道的方法解决问题。如果关闭了25%的可用通道，面肌抽搐现象仍然存在时，可改变电流刺激模式（如单极或双极模式等），结合面肌抽搐值和容顺值设定上限值。建议对于有面肌抽搐的植入者，可以先查其面肌抽搐值是否低于上限值。如果所测通道面肌抽搐值低于上限值时就需要增加该通道或全部通道脉宽（视调试软件而定）。这样操作可以避免在测得阈值后，尝试测试上限值时，因为植入者发生面肌抽搐无法设定该通道上限值，为了解决面肌抽搐而需增加通道脉宽，听力师必须重新测量该通道或所有通道的阈值和上限值，造成反复操作，浪费时间和精力。

三、哭值和痛值

听力师为部分低龄儿调试时，可能会遇到随着刺激电流逐步增加，儿童没有表现出行为和表情的变化，但当刺激达到一定量时，他们会发生哭闹、打砸玩具、甩掉或蹭掉线圈等行为，称此时的电流刺激量为哭值（银力 等，2017）。发生这种现象往往是刺激量过大所致，因此调试时应密切关注幼儿的行为和表情，选择受试幼儿最适合的行为测听法或电生理法（如电诱发听神经复合动作电位阈值）进行程序设定。如幼儿依然无法配合或听力师无法获取幼儿的电生理阈值，可考虑参考其哭值，一般在其哭值基础上降低10个左右电流量作为上限值，并设定30个电流量的动态范围，即阈值等于上限值减30，并在此基础上通过实景听声来整体调整阈值和上限值。如果幼儿可以耐受此时的刺激量，则嘱咐家长或老师对儿童进行刺激（听声）反应（听声放物反应）训练并缩短下次预约调试时间，进一步按照标准方法进行调试。应注意下次调试时，由于儿童有过对刺激不适的体验，往往在刺激量并不大时也可能拒戴处理器，此时要嘱咐家长或看护者从最小音量／灵敏度设置甚至不开机并选择在儿童沉湎于玩耍时配戴，逐渐加大音量／灵敏度直到推荐的设置。也有听力师为了避免调试时发生儿童哭闹和不配合的行为而采取一次只开启测试数个通道，下次再开启测试数个通道直至所有通道开启的做法。注意，采用哭值法调试是非常规手段，不建议有意为之，而只是在幼儿发生该行为时巧加利用。

　　在为一些大龄儿童及听觉剥夺时间长久的成人植入者调试时，由于他们不熟悉刺激声，所以可能虽然听到了声音但并未做出任何反应，造成听力师继续增加电流量最终导致他们产生伴随刺激的疼痛感。可以称伴随刺激产生疼痛感的电流值为痛值。类似于上述哭值，以痛值为参考，设定程序的阈值和上限值。嘱咐植入者坚持配戴适应听声并缩短下次预约调试时间，进一步按照标准方法进行调试。

四、平坦值（平坦程序）

　　平坦值是指调试过程中，听力师有意为没有明确听声反应的植入者设置的各通道刺激电流量无差别的电流值程序，也叫平坦程序（flat map）（图4-2-1）。调试工作中有时会遇到调试参数（包括刺激率、脉宽、编码策略、刺激模式等）已经充分优化但植入者对听声没有行为反应，且通过客观测试法也无法获得诱发波形（电位）时，听力师要考虑植入者是否存在植入侧听神经的功能状态异常、植入电极位置不良或长期听觉剥夺等因素。在进一步确认以上因素前，听力师可以尝试为其调试制作一个平坦程序，即人为将所有通道的阈值和上限值分别设为相同值，且动态范围设为30或40电流量（如所有通道的阈值为50，上限值为80或90）。制作平坦程序后可以打开实景听声，并逐步同时升高阈值和上限值两条线，直至植入者做出反应或依然没有做出反应但上限值已经接近程序容顺值时停止。此时虽然植入者可能对刺激未做出反应，但保持刺激状态有望通过长时间刺激和康复训练培养其聆听习惯，使得植入者适应电刺激并做出应答。作者曾遇到一位患有内耳道狭窄的儿童，其患侧植入了人工耳蜗，开机和随后的调试均未对刺激做出反应，经检查排除了电极部位异常等因素后，为其制作了平坦程序并向家长仔细解释，鼓励家长监督孩子坚持配戴和对声音做出引导聆听训练。如此历经两年，家长报告儿童对外界声音发生反应，调试时得到儿童可靠的听声放物动作，并在此基础上将程序阈值、上限值加以优化。制作平台程序后，应尽快安排植入者对电极位置、植入体功能、植入者听中枢状态的排查。如有异常发现则应尽快处理，否则坚持使用平坦程序并嘱咐家人做好日常观察和实施听声训练。也要缩短调试时间和增加调试次数直至达到听声效果。

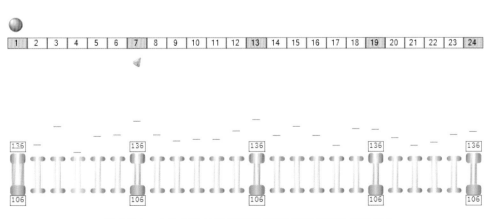

图4-2-1　人为制作的平坦程序示例（图来自诺尔声软件）

五、为零的阈值

调试工作中偶有遇到当电刺激值为 0CU 时，植入者表示能听到声音。造成这种现象的原因不明，推测有如下可能：①植入者的听声反应为假阳性，即植入者可能看到听力师的手势、动作表情、调试时在场人员的动作表情以及听力师的规律给声被植入者所掌握等；②刺激电极存在瑕疵，如有毛刺等；③存在阈尾值。

应对方法为：①保持适宜的调试环境，包括避免调试现场人员过多，调试房间墙面有反光材质等，听力师要避免规律给声以及注意给声时动作和表情的变化；②可以尝试以客观测试法，如神经反应动作电位，电镫骨肌反射阈值（electrical stapes reflex threshold，ESRT）推算植入者阈值而设定程序；③通过增加刺激量确认植入者是否存在上述的阈尾值；④进行声场测听和言语测听，分别以阈值为 0 和以客观测试法测得的阈值程序测试植入者助听听阈，如若植入者助听听阈在正常范围，言语测听结果与植入者开机时长和自身条件相符，且植入者无任何听声不适症状时，则可以接受符合上述条件的阈值为 0 程序或客观测试法测得的阈值程序。最后听力师可以考虑安排短期内再次调试，并进一步评估植入者听声效果。

第三节　植入者听声症状及处理

大龄儿童和成人植入者，开机后常反映出听声症状，其中大部分语后聋植入者虽然最终效果优良，但他们有时，特别是在开机及早期随访调试时往往有较多地反映听声质量不佳的症状和抱怨，表现为对听到声音的大小、音质、异（常）响（动）以及伴随听声发生非听性症状（反应）。以下分别就植入者听声音量和质量不适的表现和处理方法、非听性症状（反应）和处理办法以及植入者听声症状的通用处理原则加以陈述。

一、植入者听声音量和质量不适的处理方法

（一）植入者感到声音太大

当植入者反映听到的声音太大时，首先考虑调整上限值。声音太大，通常是由于上限值过高所致。此外，在执行单通道心理物理测试时被认为是舒适响度的电流量在用整个程序听声时可能就觉得太大了，这是所有激活通道共同刺激造成的响度整合效应。这种现象更常见于采用高刺激率刺激时，听力师通常可以通过在实时言语模式下测试程序时整体降低上限值解决这个问题。如果植入者始终将灵敏度设置为低于最佳值，则表明其上限值设置过高。如果处理器上启用了音量控制，人工耳蜗植入者可以通过降低音量来降低响度。要告知植入者推荐使用的音量设置以及如何根据声音环境加以调节。使用高刺激率和 / 或较大最大值的植入者听声会更能体验到响度总和即感到更响。建议为他们启用音量控制（如调试软件有此选择）以供他们自行调节音量。其次要建立多个程序，除了使用处理器上

的音量来控制整体响度之外，还可以使用递增的上限值创建多个程序，并将它们加载到不同的程序位置。这使得植入者可以在不同的听声环境下体验不同响度。然而，在声音处理器中保留任何程序之前，必须在最大音量控制下对其进行测试，以确保在上限值时植入者感知到的声音不会太大。使用多个上限值递增的程序在为幼儿和难以估计响度的成人开机时尤其有用。一些植入者（如那些梅尼埃病或 Mondini 畸形的患者），可能表现出阈值和上限值的波动。为他们提供具有不同上限值的多个程序可以帮助补偿其心理物理值的波动。

（二）植入者感到听轻的声音太响或噪声大

有时植入者抱怨听轻柔的声音时，无论周边背景声音大小如何，也感觉听声太响或者感觉总是有噪声。这往往与程序阈值设置偏高有关。听力师要重新评估程序阈值，一般需要降低全部通道阈值。根据植入者的反馈，必要时在程序中启用降噪模式。

（三）植入者感到声音太轻或不够大

当植入者抱怨听到的声音太轻或不够大时，要按照如下顺序进行排查和处理：

1. 考虑排除外部设备故障　如果程序阈值和上限值稳定，且音量已经调到最大，但植入者抱怨听言语声轻或低沉，使得他／她必须提高灵敏度应对时，则应排除电池使用是否恰当以及麦克风是否发生了故障。可以试着更换麦克风罩，也可以让植入者用其他音频输入方式如使用领佩式麦克风等聆听是否听声有变化。另外，植入者可以请听力正常者使用监听耳机收听其麦克风输入的声音音量和音质。如果监听者也听不清耳机中的声音和／或植入者报告说采用其他输入方式听得声音清晰时，说明处理器麦克风有故障，应予以更换。

2. 考虑调节上限值　当处理器设置到最佳灵敏度时，人工耳蜗植入者应该能感觉到言语声响亮舒适。如果植入者始终将灵敏度设置在最佳设置之上，则说明调试时，该植入者对听声的反应过于保守，导致听力师将上限值设的太低。在这种情况下，应在实时言语模式下整体提高上限值，直到语音变得响亮舒适。如果在声音处理器上启用了音量控制，应确保将其设置为最大。

3. 考虑调节阈值　对于某些个体来说，程序中的电流值范围可能设置得不恰当。例如，如果将阈值设置在百分之百测得点以下时，植入者将不会一直听到环境中的柔和声音。应指导植入者在接受心理物理测试时，听到非常轻的、但能明显察觉到的声音时就要做出反应。一种方法是将阈值设置在植入者能够可靠地数出所呈现刺激次数的电流值上。另一种方法是在小范围内扫描通道，并验证每个通道的刺激是否会产生听觉感知。此外，可以在打开程序的实时语音测试时整体修改阈值。

4. 考虑响度增长　通常，当测量阈值和上限值时，跟踪响度的增长是很有帮助的。如本章第二节"一、阈尾值"一节所述，一些植入者表现出长的"阈尾值"，即植入者听到后随着刺激继续上升，植入者表示声音的响度不会增大。在这种情况下，他们可能会报告他们自己的声音足够大，但听其他发言者的声音太轻。当植入者表示响度没有随着大于阈值刺激增加而变大时，将阈值重置到植入者表示响度开始增长之处。使用高刺激率策略的植入者可能会因为响度总和效应而在较高的刺激率下表现出较低的心理物理阈值。因此，柔和的环境声音,包括较柔和的语音音素,将被映射到植入者的电动态范围较低的位置,并且在感知上可能因为刺激太轻而不容易被识别。为了弥补这一点,可能需要使用小于 20% 的 Q 值,建议设 Q 值为 15%。

5. 考虑电极容顺电压 通过以上方法处理后,如果植入者反映声音仍然太轻,则需要确认植入体是否存在电压超容顺以及是否由超容顺所致。如果已经达到植入体的最大供电电压,植入体将不能提供额外的电流来增加响度。一般各种调试软件均会自动或通过选择标出每一通道的容顺值,当阈值或上限值超过容顺值时,该通道会通过改变颜色发出提示,具体依调试软件而定。对通道电极电压超容顺的处理方法详见本章第一节"三、超容顺电极 / 通道的调试处理"。

6. 查看采用的刺激模式 在确认已经采用了植入者可耐受的最大电流量刺激后,要查看采用的刺激模式,因为单极模式刺激时的电极阻抗最低,故单极模式产生最低的阈值和上限值。如果植入者反映在最大电流量下声音仍不够大,则必须确认该植入者是否使用了单极(MP)模式之一进行调试,即 MP1、MP2 或 MP1 + 2 这三种刺激模式之一。一般调试软件将 MP1 + 2 设为默认刺激模式。有时出于某种原因,调试时不能采用单极模式,此时就要选取其他的刺激模式,比如 BP + 1 等。然而,如果遇到响度增长不足,建议采用更宽的双极模式,如 BP + 2、BP + 3、BP + 4 或者 BP + 5。

7. 考虑改变脉冲宽度 植入者对响度的感知与传递到电极上的电荷有关。听力师通过加大脉冲宽度和 / 或增加脉冲幅度来增加电荷。采用默认脉冲宽度测量程序的每个可用通道的阈值和上限值时,如果植入者在最大电流输出时仍感觉声音不够大,可以加大脉冲宽度。可以为所有通道或单个通道增加脉宽。改变脉冲宽度后,必须在新的脉冲宽度下重新测量阈值和上限值。需要注意的是,并不是所有的脉冲宽度选项都可以使用。这是因为较宽的脉冲宽度限制了植入体的最大刺激率。调试软件列出了不同编码策略可用的脉冲宽度。可用的最大脉冲宽度取决于刺激速率和所选的最大值。此外,由于与宽脉冲宽度相关的功率需求增加,因此会造成设备电池使用时长短于说明书列出的正常值。当调试软件显示刺激通道发生超容顺,提示植入体放电不符合电压要求(即超容顺)时也应加大脉冲宽度并重新测量阈值和上限值。如果不能通过加大脉冲宽度产生足够的响度,则应在程序中停用受累通道。

(四)植入者感到听到的声音断断续续

当植入者报告听声断断续续时,必须按顺序检查其设备的每一部分,特别注意导线和麦克风。导线的小裂口可能导致声音断续,应丢弃有故障的导线,以免与正常导线混淆。麦克风可能会因受潮而损坏或停止工作。植入者或其看护者应每天对麦克风(体外机)进行干燥。

使用一次性电池的耳背式体外机植入者应确保他们使用的是大功率锌空气电池,且要确保每次使用的每个电池都是新的,即不可新旧电池混用。植入者使用充电电池的耳背式体外机时要确保电池的工作状态,如果是长期使用的耳背式充电电池,可能会发生电池效能降低，从而造成听声断续，如果发生，建议更换新的充电电池。

　　听力师要向植入者和家属仔细讲解设备使用，以便他们了解如何维护设备和排查人工耳蜗系统的故障。假设体外设备功能正常，但声音仍然断断续续，则应执行植入体测试技术检查植入体状态，并查验是否所有可用通道在容顺电压值范围内。如果植入体阻抗测试显示植入体没有反应（输出），或者声音断断续续或没有声音感知，则问题可能是皮瓣过厚。在这种情况下，由于外部发射线圈和内部接收线圈之间的距离太大，导致植入体无法接收到电能和数字数据代码。如果发生这种情况，听力师应该和企业技术支持人员讨论是否增大外磁铁磁力或更换不同类型线圈，必要时与手术医师商量实施皮瓣削薄术和探测内磁铁磁力强度（图4-3-1），必要时更换内磁铁。

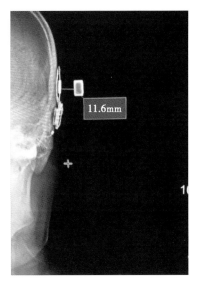

图 4-3-1　通过 X 线片观察植入者皮瓣厚度，结合植入者症状，可以确认植入者皮瓣过厚

（五）植入者无法察觉林氏六音

　　听力师测试发现植入者无法察觉林氏六音时，应考虑是否存在麦克风故障，植入体电极束通道间响度不平衡，单个、多个或全部通道阈值偏低以及植入者对声音不熟悉、不适应等情况。

　　听力师要依次做出如下排查和工作：①检查麦克风的功能；②打开程序确保每个通道的阈值可以闻及；③提高植入者表示不能听到林氏六音代表的频率相应通道阈值（如植入者听不到"s"音，则提高蜗底通道的阈值）；④提高植入者表示不能听到林氏六音代表的频率相应通道上限值；⑤平衡上限值或动态范围75%值；⑥指导植入者坚持配戴，适应学习听声。

（六）植入者感到听声逐渐消失或变轻

　　当植入者报告说听到的声音在一天中变得越来越轻，甚至逐渐变为听不见的时候，要考虑植入者是否发生了听疲劳，要询问听疲劳发生的具体情况，是在一两个小时内迅速发生的还是只有在一天结束时才发生了响度的变化？根据这些信息，听力师可以建议一个配戴时间表，使植入者听觉系统从刺激中获得一段"休息"时间。可以通过调试软件行声衰试验，确认植入者是否存在听疲劳。一般调试软件可以选择设置刺激持续时间为1 000ms，刺激间隔为0ms，在选择的通道上以上限值刺激，如果受试者不能保持持续一分钟的听觉感知，则提示该植入者存在听疲劳。对于那些在上限值刺激下表现出快速疲劳直到听不见程度的个体，使用最低上限值量级的程序时，他们可能会持续感知到声音。例如，将上限值设置为"中等响度"可以保证植入者在一整天中都能听到更连贯的声音。

　　一些植入者只会在使用高速率言语编码策略和高的最大值（maxima）或刺激通道时报

告发生听疲劳。这时,应降低刺激率和 / 或最大值或刺激通道的数量。整体降低上限值也可以减少或消除听疲劳效应。让植入者使用新的程序观察是否依然持续存在听疲劳现象。

通过调试方法无法解决听疲劳问题时,应推荐植入者及时就诊于耳神经科医师,以排除是否存在蜗后病变或中枢系统疾病。作者遇到一名植入者反映间歇性听不到声音,反复检查是否存在设备使用不当或设备质量问题和听神经功能均未发现异常。经神经科会诊疑似癫痫疾病,植入者间歇性听不到声音的表现或与癫痫病变相关。

(七)植入者听不到声音或声音不够大,电刺激大时发生面神经刺激或疼痛

有时会遇到植入者或其家人抱怨使用人工耳蜗设备听不到声音,而当听力师加大电流量时,植入者可能会发生面神经刺激症状和 / 或产生植入侧头面部疼痛感。此时,听力师应考虑如下几点:①电极束位置异常,电极束位置异常有两种情况,一是电极未植入耳蜗,二是发生了电极束穿阶即术中插入电极束过程中发生了耳蜗基底膜破裂和 / 或骨螺旋板骨折,导致内、外淋巴混流,而混流物对植入者残存螺旋神经节细胞有破坏作用,从而造成植入者近期和远期效果不佳;②植入者患有严重内耳畸形,如植入侧听神经细小甚至缺如,耳蜗严重畸形或骨化等;③植入者残存神经数量太少,这可以通过术前助听器配戴试验,根据助听效果推断以及根据听神经反应动作电位遥测和电诱发听性脑干反应测试的结果判断。

听力师应建议拍能判断电极束部位的 X 线片和 / 或 CT 片。如果条件具备,可以通过特殊技术拍摄能反映电极束在耳蜗内的走向即观察是否存在穿阶的 CT 片。如果证实电极束不在蜗内或发生了穿阶,均应向手术医师报告,讨论处理方法。如果电极束位置正常,人工耳蜗设备使用正常,则要通过上述的调试方法,借用“抽值”“哭值”“平坦值”等特殊手段设立程序,频密调试,同时嘱咐植入者和家人坚持使用。通过以上处理,一般植入者均可以获得听声。

(八)植入者感到声音机械、不自然或不柔和

植入者反映听到的声音机械不自然或不柔和时,要考虑可能发生麦克风故障,上限值设置偏高、通道间响度不平衡、植入者对听声不适应的情况。要检查麦克风是否发生故障,检查相临近通道的阈值、上限值是否差异较大。尝试降低全部通道上限值,平衡上限值和动态范围的 75% 值以及指导植入者坚持使用设备,适应听声。

(九)植入者感到听言语声时有爆裂声、撞击声、轰鸣声或乒乒乓乓声

如果植入者报告说听言语声有爆裂或撞击的成分,可能是植入体通道间的响度不够平衡。

首先,执行响度平衡操作。要意识到,单极模式下的电流量在整个阵列中趋于均匀,因此要留意相邻通道之间上限值和 / 或动态范围有无较大偏差。如果已经对阈值和 / 或上限值进行了全局修改,则很可能通道的上限值和动态范围不再具有相同的响度。在这种情况下,可能需要重新评估上限值并重新做出响度平衡。也可以在动态范围的 50%～70% 处做出平衡而改善音质。当在动态范围内平衡时,可以调整阈值以改变响度的感知。

其次，观察阻抗和容顺电压值。如果植入者报告有以上不寻常的听声感觉，要注意排除可能存在的异常电极。需要通过植入体测试重新检查所有电极的阻抗，根据结果停用任何短路或断路电极，以及任何可能的蜗外电极。此外，要验证所有通道的上限值是否在容顺电压范围内。如果某些通道不符合电压要求发生超容顺，这些通道将不会达到响度平衡。此时需要通过增大脉冲宽度，重新评估超容顺通道的阈值和上限值。

再次，调整通道增益。有些人可能会反馈听到有"隆隆"或"模糊"声。通过降低最低频率通道的增益会有帮助。可以使用增益工具栏或单个通道增益滑块调整。有时将最蜗顶通道的上限值进行小幅降低可能会有帮助，这可与调整通道增益结合在一起操作。

最后，尝试采用抖动（jitter）。抖动为固定的周期性刺激率提供了一些随机性。一般来说，使用高速率刺激策略的个体可能会注意到与声音相关的整体更高的音高（pitch）质量。使用高速率刺激策略调试的植入者，特别是固定通道的 CIS 策略时，他们可能会反馈听到一个尖锐的、乒乓乓乓样的声音，且似乎与声音开始发出时相关，此时可以尝试在程序参数添加抖动。

（十）植入者感到有持续嘀嘀声或其他异常声响

当植入者反映能听到持续滴滴声或其他异常声响时，要做出如下检测和处理：①排查麦克风是否有故障；②查看是否植入者听到了开启的连接检测声，如果是则要考虑关闭连接检测，关闭后每次重新配戴时，要重新启动机器；③检查相应频段的阈值和上限值设置是否有误并调整；④行通道间上限值和动态范围 75% 值的响度平衡试验以确保各通道响度达到平衡；⑤指导植入者坚持使用设备，适应听声。

（十一）植入者感到听言语声太尖锐、刺耳或金属声

1. 排查是否存在麦克风故障　当麦克风受潮时，可以表现为听声音量下降甚至没有声音，也可以表现为听声吵闹或刺耳，通过听力正常者使用监听耳机监听可以确定，一般通过干燥或更换麦克风后即可恢复正常听声。

2. 了解是否存在蜗外电极　调试前，特别是在开机前，应该有术后耳蜗位 X 线片或 CT 检查，确认电极的位置和耳蜗内电极的数量。了解不同品牌/型号人工耳蜗电极是否达到了其设计插入深度。如果发生电极不全植入，植入者会感到声音过于尖锐（音调过高）。可能刺激蜗底通道时会发生"吱吱"或极高频的感觉。发生不全植入时，听力师可以观察到蜗底通道刺激动态范围的显著缩窄。有时但并非总是，植入体阻抗测试会显示在非常接近蜗窗或耳蜗造口的电极阻抗值逐渐增加。怀疑有蜗外电极时，可以在程序中失活高频通道，植入者可能会报告音质有所改善。有时即便是完全植入，失活最蜗底的一个或两个通道通常可以改变整体音质。

3. 检测程序通道间响度是否平衡，高频通道上限值是否设得偏高　考虑到重度至极重度听力损失患者术前有相当长时间未听到过高频声音，故此他们可能无法识别这些声音并将听到的声音描述为听到的只是"噪声"。随着植入者通过人工耳蜗聆听积累更多的听声体验，听力师在调试程序时应逐步开启（刺激）更多的高频信息，植入者将逐渐适应高频声。

4.考虑是否调整通道增益　当植入者反映高音调的语音或环境声音令人厌烦时,降低最蜗底通道的增益往往可以改善整体音质。可以使用增益工具栏或单个通道增益滑块降低高频通道增益。由于有时这种通道增益的降低可能伴随着最蜗底通道上限值的轻微降低,所以如果蜗底通道的动态范围已经很窄了,应慎重考虑是否需要做出此调整。

5.尝试改变频率通道分配　改变默认频率通道分配,对一些反映听声过于尖锐的植入者可能有帮助。听力师可以查看频率分配表,了解每个通道分配的频率带宽。可以查看软件中的频率分布图,了解每个通道的低频和高频范围。为了降低整体感知音高,听力师应选择将频率表中更加高频的声信号分配给更近蜗顶的通道,从而用于高频输入刺激的通道将刺激引起低频音调的通道。值得注意的是,频率分配的变化会使音质产生相对较大的差异。应建议植入者在多种不同的聆听环境中使用新程序,以适应新的音质。

6.对植入者进行咨询指导　特别是那些听觉剥夺时间久的植入者,要鼓励他们保持乐观和积极的心态接受人工耳蜗设备,坚持配戴,努力适应通过人工耳蜗设备获得的声音。

(十二)植入者感到听言语声音太低沉、有回声或空洞

植入者可能会报告听到类似回声的语音质量,他们可能会说声音太低沉,如"隆隆"或似乎是从桶里发出来的声音。遇到这样的症状,可以做出如下尝试。

1. 排除麦克风故障。除了麦克风自身可能发生故障外,老化的麦克风保护膜也可能对高频声音,特别是 2kHz 的声音具有阻尼作用,造成植入者听声质量下降。企业会对使用具有麦克风保护膜的植入者做出提示,一般提示他们每 3 个月或必要时更换新的麦克风保护膜。

2. 整体降低低频通道或全部通道上限值。

3. 降低低频通道的增益,增加高频通道的增益。

4. 失活低频通道。

5. 平衡上限值和动态范围的 75% 值。

6. 减少最大值的数量(有时,回声问题与程序的最大值数量有关)。

7. 修改频率分配表,将更多的总体言语频率范围分配给更蜗底的电极,以期更频繁地刺激这些高频通道,植入者应会感知更高频的音质。

(十三)植入者感到听言语声不清楚

一些植入者报告说他们听到了他人讲话,但感到声音低沉、遥远或总是听不清楚。这些反馈在开机过程中更为常见,并且更常出现在有长期听力损失的个体中。要做到如下几点。

1.做好咨询解释工作　开机时非常重要的工作是要进一步调整植入者期望值并嘱咐植入者自身或儿童植入者家长 / 儿童照顾者监督孩子坚持全天使用设备以适应声音。要鼓励植入者坚持配戴使用设备,要让植入者明白,听言语声可能需要一段时间才能变得更清楚。如有条件,可以请有经验的植入者向新植入者分享他 / 她早期的经验可能会有所帮助。此外,即使听到的声音不够清晰,通过进行简单的仅靠听觉聆听训练可以向植入者展示通过设备接收到的信息量。

2．注意排除体外设备故障　对体外设备进行故障排除是非常重要的。要确保麦克风功能正常，并且植入者正在使用适当的声音处理器设置。例如，如果启用了音量，则应检查麦克风灵敏度设置和音量控制设置在推荐的位置。

3．查看和调整程序的阈值和上限值　要验证程序的阈值和上限值是否恰当。由于开机时程序不稳定，因此可能会发现通过心理物理测量重新评估阈值和上限值可以使植入者听言语更清晰。一些植入者对刺激量的微小变化非常敏感，即使是相对较小的程序改变，他们也会报告听声效果的改善。

4．考虑改变言语编码策略　如果植入者持续反映听语音不清晰，而且还表现出相对较差的言语感知能力，则应尝试不同的言语编码策略。改变编码策略后，应在植入者积累了听声经验后再实施不同聆听环境下的听觉效果评估。有了初步的经验之后，成人植入者可能会反馈他／她的听声变化，据此听力师通过探索不同的刺激率和通道数或最大值，为植入者进一步优化其个性化程序。

（十四）植入者期望能改善语音（言语）感知

应评估植入者的效果与术前评估预计效果是否相称并结合开机时长判断植入者是否已经达到了应有效果。应告知植入者，人工耳蜗植入效果个体差异较大。调试的总体目标是使植入者通过人工耳蜗听到的言语声尽可能地清晰而并非为了造就卓越的效果。也即，通过调试应该使得植入者可以听见甚至分辨柔和的声音，同时响亮的声音不应该让其感到不舒服。此外，植入者应能感知到言语中持续的振幅强度变化。一些研究表明，如果将阈值提高到"轻柔"或"中等轻柔"的量级时，植入者可能会提高他们对轻柔会话言语的感知能力。对于这些植入者而言，在会话或提高音量会话时，他们的言语感知效果没有受到影响。当植入者报告难以听到或理解轻声言语时，可能需要整体提高程序的阈值。当使用 CIS 和峰值选取编码策略时，听力师也可以尝试将 Q 值降低到默认值 20% 以下（一般建议为 15%），此时强度较低的输入（如较轻柔的语音）信号会在植入者的电动态范围内引起更大量的刺激。这将会导致植入者对轻柔声音的更大感知。应在噪声环境下对调试程序进行评估以确保植入者听声舒适。可以将程序加载在其中一个程序位置，用于听取轻柔的发音或来自远距离的声音。

植入者报告的常见症状、发生原因与应对措施总结如表 4-3-1。

表 4-3-1　植入者常见症状、发生原因与应对措施总结表

症状（植入者感到）	可能原因	措施
声音太大	1．上限值过高	1．降低全部通道上限值
	2．脉宽过宽	2．根据阈值／上限值确认是否需要降低脉宽
	3．听力发生波动	3．建立多个程序，酌情选用
听轻的声音太响或噪声大	阈值偏高	1．降低全部通道阈值
		2．必要时启用降噪模式

续表

症状（植入者感到）	可能原因	措施
声音太轻或不够大	1. 音量设置过低	1. 增加音量
	2. 供电问题	2. 检查设备电池供电情况
	3. 麦克风故障	3. 检查麦克风
	4. 上限值和/或阈值过低	4. 增加全部通道上限值
		5. 增加全部通道阈值，确保各通道阈值可被闻及
	5. 阈值响度不增长	6. 处理阈尾值
	6. 发生通道超容顺	7. 使用较低的 Q 值
		8. 处理超容顺通道
		9. 改变刺激模式
		10. 改变脉冲宽度
听到的声音断断续续	1. 体外机故障	1. 检查导线、线圈是否有破损
		2. 检查麦克风
	2. 电池使用不当	3. 询问电池使用情况（避免新旧混用）
	3. 通道超容顺	4. 检查通道是否发生超容顺
	4. 皮瓣过厚	5. 检查植入者皮瓣厚度
		6. 尝试增加外磁铁磁力
无法察觉林氏六音	1. 麦克风故障	1. 检查麦克风
	2. 通道间响度不平衡	2. 检查各通道阈值是否可闻及
	3. 单个、多个或全部通道阈值偏低	3. 提升对应通道阈值（对应林氏六音频率的通道）
		4. 提升对应通道上限值（对应林氏六音频率的通道）
		5. 平衡上限值和动态范围的 75% 值
	4. 听声不适应	6. 指导植入者（坚持使用设备）
听声逐渐减轻或消失	1. 听疲劳	1. 设置配戴时间表
		2. 设置中等响度上限值
	2. 蜗后病变	3. 排查蜗后病变
听不到声音或声音不够大，电刺激大时发生面神经刺激或疼痛	1. 电极束位置异常	1. 关闭蜗外电极
		2. 酌情关闭蜗内受累电极
		3. 增加脉宽
	2. 内耳严重畸形	4. 增加刺激量
	3. 残存神经数量太少	5. 增大刺激量，考虑再植入或对侧植入
	4. 听声不适应	6. 指导植入者（坚持使用设备）
声音机械、不自然或不柔和	1. 麦克风故障	1. 检查麦克风
	2. 上限值偏高	2. 检查临近通道的阈值、上限值是否差异较大
	3. 通道间响度不平衡	3. 降低全部通道上限值
	4. 听声不适应	4. 平衡上限值和动态范围的 75% 值
		5. 指导植入者（坚持使用设备）

续表

症状（植入者感到）	可能原因	措施
听言语声时有爆裂声、撞击声、轰鸣声或乒乒乓乓声	1. 通道间不平衡	1. 行通道响度平衡
	2. 通道阻抗和容顺值异常	2. 增加受累通道脉宽
		3. 调整相应通道增益
	3. 刺激率过高	4. 采用抖动（jitter）
		5. 改变编码策略和 / 或刺激率
		6. 关闭受累通道
有持续嘀嘀声或其他异常声响	1. 麦克风故障	1. 检查麦克风
	2. 植入者听到设备连接检测信号	2. 关闭"连接检测"
	3. 相应频率段阈值上限值设置有误	3. 调整相应频段通道的阈值、上限值
	4. 通道间响度不平衡	4. 平衡上限值和动态范围的75%值
	5. 听声不适应	5. 指导植入者（坚持使用设备）
声音尖锐、刺耳、金属声	1. 麦克风故障	1. 检查麦克风
	2. 通道间响度不平衡	2. 降低高频通道上限值
	3. 高频通道上限值偏高	3. 降低高频通道增益
	4. 听声不适应	4. 失活高频通道
		5. 平衡上限值和动态范围的75%值
		6. 修改频率分配表
		7. 查看植入者电极X线片，判断电极位置和形态
		8. 指导植入者（坚持使用设备）
声音低沉、回声或空洞	1. 麦克风故障	1. 检查麦克风，考虑是否更换麦克风保护膜
	2. 通道间响度不平衡	2. 降低全部通道上限值
	3. 低频或全部通道上限值偏高	3. 降低低频通道上限值
		4. 降低低频通道增益
		5. 增加高频通道增益
		6. 失活低频通道
		7. 平衡上限值和动态范围的75%值
		8. 减少最大值数量
		9. 修改频率分配表
	4. 听声不适应	10. 指导植入者（坚持使用设备）
听言语声不清楚	1. 麦克风故障	1. 检查麦克风，考虑是否更换麦克风保护膜
	2. 阈值和上限值设置不当	2. 评估阈值和上限值并做出改变
	3. 不适应使用的编码策略	3. 改变编码策略
	4. 期望值不恰当	4. 指导植入者（调整期望值和坚持使用设备）

二、非听性症状（反应）的处理办法

所谓非听性症状是指伴随人工耳蜗电极的放电刺激，植入者反映或表现出的非听觉症状或体征。如伴随电刺激时，植入者反映为听到的不是声音感受而是疼痛、眩晕、耳鸣或仅仅是一种感觉以及发生面部（常为口角和上下眼睑）抽动。造成植入者非听性症状的原因很多，需要听力师通过询问病史、查看植入者术前和术后影像资料和诊断性刺激找出病因并予以相应处理，具体详述如下。

（一）面神经刺激征

少数人工耳蜗植入者会因为听神经受电刺激而出现面神经刺激征（facial nerve stimulation，FNS）。症状包括面部肌肉组织的抽搐，通常在口周或眼睑周边以及发生肉眼不易观察到的面部抽搐或不适，由于植入者表现为面部抽搐，所以听力师常将面神经刺激表现简称为"面肌抽搐"。

患有耳硬化症的植入者最有可能发生此副作用。先天性内耳畸形患者、有颞骨骨折史或影响骨骼发育的疾病过程也可能有此风险。需要大量电流刺激才能感知听觉的植入者，或者有蜗外电极的植入者，也容易发生面神经刺激。

如果电极束未放置在耳蜗内或发生了移位，最常见的症状是伴随大刺激量时，植入者依然没有听性感觉，但同时电刺激诱发了面部抽动。如果听力师对电极束的确切状态有疑问，则应采用耳蜗位（cochlear view）或经眶 X 线片或在某些情况下使用计算机轴向断层扫描（CAT）来确定电极的位置（银力 等，2009）。

当面神经刺激仅限于一小部分通道，并且在心理物理测试中得以准确定位时，听力师可以尝试降低受累通道的刺激脉冲幅度，以便将上限值设置在引发面神经刺激的电流量以下。另外通过增加受累通道的脉冲宽度，可以在面神经刺激发生之前达到上限值。改变脉冲宽度后需要重新测试阈值和上限值，为了避免达到上限值前出现面神经刺激，可以先测上限值，确保达到上限值前植入者没有发生面神经刺激，如果测得上限值前植入者发生了面肌抽搐则可参阅本章第二节"二、面肌抽搐值"的描述处理。

随着时间的推移，原未受累的通道也有可能发生面神经刺激症状。需要注意，调试软件列出了可用的脉冲宽度，而可用的最大脉冲宽度取决于选用的刺激速率及选择的最大值数（number of maxima）或选取的通道。如果仅剩下少数不会导致面神经刺激的通道时，建议采用 CIS 策略。如果增加脉冲宽度不能消除面神经刺激，则应考虑停用或失活受累的通道。

在极少数情况下，无论是否有听性感受均可能出现大多数通道发生面神经刺激的情况，如果发生，听力师应尝试不同的单极和宽双极刺激（如 BP＋3、BP＋5）模式，试图找到一种能产生听觉但不会伴发面神经刺激的刺激模式，或者如果造成面神经刺激的为很少数量的通道时，可以弃用这些通道。

有时行心理物理测试未能发现受累通道，但开启程序后就发生面神经刺激。此时应试图通过实景听声时给予林氏六音观察和找到可能受累的通道，如果可以定位受累通道，则通过降低受累通道的上限值或加大脉宽解决，否则整体降低程序的上限值也有助于解决问题。

有时既往从未经历过面神经刺激的人工耳蜗植入者可能会报告发生了面神经刺激症状。应联系耳科医师为他/她做检查和联系听力师进行调试。少数人工耳蜗植入者在上呼吸道和中耳出现问题时可能出现面神经刺激，一旦这些问题得以解决，面神经刺激症状就会消失。

（二）电刺激引起疼痛

植入者可能会报告与电刺激相关的疼痛。一般来说，疼痛是由孤立的一个或几个通道刺激导致，并在心理物理测试时可以诱发和观察到。植入者可能报告耳道深处或一侧颈部疼痛。电刺激疼痛常见于耳硬化症的病例，或可能存在电极束不完全植入的情形。消除这种副作用的最好方法是停用可引起疼痛的通道。

如果一名人工耳蜗植入者错误地认为听的声音大一点就会听得更清晰，而使得听力师大大高估了其上限值，当测试程序听声时，他/她会感到非常痛苦。此时，植入者会调低麦克风的灵敏度或音量，以限制听觉输入，避免听到导致不舒服的刺激。而这反过来，将对言语感知有负面影响。发生这种情况时，最好是重新评估和设置阈值和上限值。

如果植入者报告听声时只有强烈的压力感或开机时对刺激的反应仅为疼痛感，则必须通过X线片或行CT扫描来验证电极束的位置。如果发现电极束在耳蜗外，且通过调试无法解决症状和改善听声效果时，手术医师要考虑人工耳蜗再植入术。如果电极束明显是在蜗内，发生刺激疼痛的可能原因是植入者患有一种罕见的听神经缺如或没有足够的残存螺旋神经节细胞，而一般这些病例术前病史和评估已显示他们没有残余听力。听力师要定位和处理引发疼痛的通道，可采用改变脉宽，乃至停用受累通道的方法处理。

为了避免非听性反应的发生和确保植入效果，对于术前无残余听力的患者，可进行术前电刺激性测试（如电诱发听性脑干反应）和磁共振成像（MRI）以确认其听神经功能和形态。

（三）电刺激引起眩晕（前庭刺激症状）

另一种不常见的人工耳蜗植入后并发症是电刺激前庭症状，又称前庭刺激症状。植入者表现为伴随刺激出现眩晕等反应，可伴有听觉或没有听觉反应。发生前庭刺激症状时，可以通过X线片或CT检查电极的位置，观察是否为蜗外电极刺激导致。如果前庭刺激症状是由孤立的特定通道放电所致，听力师可以停用这些通道。应该重新测定通道上限值以确保它们不会太高。建议制作一个整体降低上限值并启用音量的程序。由于使用单极模式时电流分布较广，较容易造成个别植入者发生前庭刺激症状，因此可以为他们尝试一种更窄的刺激模式[如双极模式（BP+1、BP）]，以观察是否可以消除症状。

造成明显前庭刺激症状的另一个可能原因是所谓植入者对电刺激的"先天反应"。语前聋和长期听觉剥夺的个体常发生这一现象。这些植入者往往将电刺激感知为触觉并诱发出眩晕的前庭症状。要提醒他们，通过坚持持续使用设备，副作用会消失，感觉会转变成听觉。患有膜迷路积水或梅尼埃病、大前庭水管综合征、外淋巴漏等内耳疾病的植入者可能会出现不规则的前庭症状，症状发作与植入者是否使用（开启）声音处理器无关。如果无法解释前庭刺激症状的发生原因且通过调试无法解决时，听力师应建议植入者就诊于耳科医师并接受进一步检查。

（四）伴随耳鸣

当人工耳蜗植入者反映他们受到耳鸣困扰时，应先确定耳鸣发生的时间。无论术前是否存在，有些植入者在术后会即刻出现耳鸣。这个副作用会随着时间的推移而消失。许多在术前有耳鸣的患者通常会发现通过听取人工耳蜗的声音而达到部分或完全掩盖耳鸣的效果。然而，他们在不使用设备（关机）时，耳鸣可能会依然存在。

如果耳鸣在植入侧更为明显，植入者将可能难以区分电刺激声和耳鸣声。从而可能造成心理物理测试结果不准确。随着听声经验的积累，大多数植入者会认识到这两种声音之间的差异，并且能够更容易地区分心理物理测试刺激声和耳鸣声。

如果植入者持续地感到被耳鸣分心，并表示耳鸣干扰了其使用设备时的言语理解，听力师可通过整体提升阈值，从而可能会帮助（掩蔽）减轻耳鸣。增加阈值会在程序中产生高于测量值的最小刺激量，从而低电量输入信号的声音会更响，不易被耳鸣声所掩盖，或反之输入更响的声音会掩蔽耳鸣声。

一部分植入者报告显示耳鸣是由植入体的使用引发或加重的。在这些情况下，应该全局性地降低上限值，以确定是否可以解决问题。如果刺激特定的电极会触发植入者发生耳鸣，应在程序中将这些问题电极停用。如果植入者使用特定的策略出现耳鸣，例如使用高的最大值（maxima）、高刺激率编码策略或有固定激活通道（使用 CIS 策略）时，应首先尝试降低上限值，继而降低刺激率和 / 或最大值数量或刺激通道数。

在少数情况下，可能在特定的刺激模式下触发耳鸣（如，单极模式），应尝试使用其他刺激模式。如果尝试各种调试方法依然无法缓解植入者耳鸣问题，则应推荐植入者就诊于耳科医师。植入者应遵照医嘱注意饮食、减轻心理压力或接受医学治疗。

如果植入者术前耳鸣轻或无耳鸣，术后耳鸣显著加重，通过医学、听力学、调试及心理辅导均无明显收效，且耳鸣严重影响植入者睡眠及生活时，可以请精神 / 心理科专家会诊，实施心理辅导，进行认知行为治疗（cognitive behavioral therapy，CBT），降低植入者对耳鸣的负面情绪。必要时可以请植入手术医师会诊，排查耳鸣是否与植入术中发生并发症（如损伤砧骨等结构）等有关，并进行处理。

（五）对患特殊病症的植入者调试

听力师在临床工作中常遇患耳蜗畸形、耳蜗骨化、听神经病等病的植入者的调试。由于耳蜗结构异常的植入者普遍植入效果不及内耳结构和听中枢结构和功能正常的植入者，因此倘若术前未能充分告知其植入效果多不理想时，常会造成术后工作的困难。在调试前应首先了解手术医师对他们的术前咨询是否到位，开机前还要进一步调整他们对植入效果的期望值，要了解手术情况，了解有无并发症等。对耳蜗畸形和耳蜗骨化的植入者，调试前要更加强调必须阅读植入者植入后的 X 线片和 / 或 CT 片，观察电极插入位置，以排除或确认是否发生有蜗外电极和 / 或蜗内电极弯折，如有，则需要按照本书中所推荐的关于蜗外电极和蜗内弯折电极的处理方法处理。由于耳蜗畸形、骨化时耳蜗残存螺旋神经节细胞较少，因此听力师为他们调试时往往需要加大刺激电流脉宽。Stanley等学者发现，为那些哪怕使用人工耳蜗多年，但效果不佳的听神经病植入者在调试时选用低刺激率，也可以提高他们的闭合式言语识别率（Stanley et al, 2012）。

部分植入者特别是语后聋植入者在接受调试过程中听声或日常配戴时，常对听声质量表示不满。虽然他们反映的部分症状是其主观感受，多可通过坚持配戴而适应并取得理想的效果，但听力师依然需要对他们反映的症状予以高度重视，争取做到植入者在调试后对听声达到满意的结果。遇有植入者反映听声质量问题时，建议遵循本章第三节"三、植入者听声症状的通用处理原则"中关于植入者听声症状的处理原则描述的三先三后顺序进行处理。

（六）电池单次使用时间短的处理

电池单次使用时间短是指用充电或一次性电池（如锌 - 空气电池）使用所能维系人工耳蜗设备的正常工作时间短于所用型号的设备对电池单次使用时间界定的正常范围。所谓正常范围通常由制造商给出。

影响电池使用时间的因素众多，包括电池品牌、使用方法、使用环境（温度、湿度、听声时的背景噪声程度等）、需要大电流刺激才能产生听觉的致聋原因（如内耳道狭窄、耳蜗畸形、骨化等）、植入体部位皮瓣厚度、电极性能（阻抗值等）、程序设置（功率、刺激率、上限值、阈值、脉宽、超容顺通道数、最大值等）。如果植入者使用的是充电电池，则随着电池使用的天数 / 次数增加，电池的单次使用时间也会缩短，一般充电锂电池的充电次数为300次左右便不再能有效发挥作用。

遇有植入者抱怨其电池使用时间短时，应首先要了解相关产品定义的程序（MAP）与电池预估使用时长是否基本吻合，比如Custom Sound软件在特定声音处理器写入程序模块显示电池类型和预期使用时长。其次应明确与植入者电池使用时长相关因素的情况如何，从而判断是否时长在标注的正常范围内，如是，则解释由于其植入者自身因素（如患有内耳道狭窄、皮瓣过厚等）或因优化的程序因素（如提高了刺激率、加大了脉宽等）导致，这时可考虑使用充电电池以减少购买电池花费。要排除设备使用不当的情形，包括植入者用线圈套缠绕线圈，将线圈从头皮取下较长时间而不关闭声音处理器，经常在吵闹环境下听声，以及听声环境的温湿度不符合使用要求和其他电池使用方法不当等情形。排除以上因素后，就要从程序入手解决。推荐按照以下步骤操作：

1. 降低功率（power lever） 降低功率是最有效的省电手段，当听力师在逐步降低功率时，要求植入者配合说出其听声有无改变，如功率过度降低可能出现声音断续的现象，特别是吵闹环境下更易发生，应避免此情况的发生。

2. 降低刺激率 改变刺激率后听力师要重新设定阈值和上限值。

3. 整体降低程序上限值和阈值，以降低上限值常见。

4. 处理超容顺通道 听力师要尝试将超容顺通道回归到通道容顺值内，但如果超容顺通道不多（有认为小于等于总通道数的 20% 以下），且对听声无明显影响时，可以不做处理。

5．降低脉宽　听力师改变刺激脉宽后要重新设定相应通道阈值和上限值。

6．减少最大值　听力师改变最大值后要重新设定阈值和上限值。

7．行皮瓣削薄术　如果电池使用时间短确系皮瓣过厚导致，且在保守方法无效时，要和手术医师商量是否需要实施皮瓣削薄术。

在不影响听声效果的前提下应逐一尝试以上手段。如果经以上努力依然无法延长电池单次使用时间，或提升电池使用时长后已经或潜在影响植入者听声效果时，则要和植入者或他们的家人商量取舍。植入者或他们的家人了解费电原因和采取的措施可能会影响听声效果时，一般都会选择确保听声效果，相比他们可能会接受费电和增加的购买电池花费的事实。

三、植入者听声症状的通用处理原则

遇有植入者表现出或反馈听声症状时，听力师要表现出对植入者反馈的关切和重视。通常，植入者需要时间适应新的调试程序带来的声音，在开机和变换言语编码策略时尤其需要适应。所以，在对大量调试参数做出调整前，听力师应嘱咐植入者坚持配戴，花时间充分适应程序音质。应按照"三先三后"顺序进行诊断和处理，即先简（单）后繁（杂）、先频（发）后偶（发）、先外（部）后内（部）（详见下述第三、第四和第五条原则）。

对植入者反映听声质量不佳的处理推荐听力师应遵循如下九个原则。

1．倾听细问　高度重视植入者的反馈信息，仔细向植入者和家人了解影响其听声的社会、家庭和心理等因素。

2．实施测试　最简单的测试是林氏六音测试，进而可以实施声场、言语测听和相应问卷以及 EABR 等客观测试，以了解植入者主客观效果指标。

3．先简后繁　按照先简后繁原则，即先检查植入者对设备的设置（如选取的程序位置、音量和灵敏度设置等）是否恰当，然后才考虑是否安排调试等较繁杂的工作。

4．先频后偶　按照先频后偶的原则，即先排除（频发）容易坏损的部件（如麦克风、导线和线圈）是否存在故障，其次才排查（偶然）不容易坏损的部件如处理器芯片问题，听声程序不适等原因。

5．先外后内　按照先外后内的原则，即先对植入者体外设备进行排查，常用监听耳机和信号检测仪检查，有些型号的人工耳蜗系统自带故障检测提示，观察有无提示及提示内容，如确认体外机无问题时才进行植入体检查、调试乃至实施植入体整合测试（integrity test，IT），详见第五章第四节。

6．处理电极　根据阻抗测试结果和超容顺电极提示处理故障电极。

7．调整程序　根据植入者症状对程序做出相应调整（详见本文第三章第三节），为了排除植入者的心理暗示效应，可以进行"假动作"试验，如假意操作键盘，实际上未改变任何数值，然后进入实景听声，如果假动作操作时，植入者反映音量和 / 或音质发生了变化，则认

为植入者反映的听声问题,可能是其心理因素导致。

8.注重"话聊"　耐心解答植入者和家人提出的问题,做出权威正确的解释,指导植入者接受适宜的康复训练,强调最重要的是要坚持配戴,通过坚持配戴植入者才能最终适应和喜爱人工耳蜗电刺激带来的声音。

9.多方合力　如果确定了植入者的效果和 / 或症状与设备使用、设备性能及植入手术无关,而是与植入者自身因素、开机时间短和期望值不恰当等因素相关时,听力师要与植入者家人、效果优秀且积极配合的植入者、企业代表和植入者所在康复机构的教师一同咨询指导植入者。

第五章 人工耳蜗客观测试法及在调试工作中的指导意义

人工耳蜗"客观测试"是一系列对人工耳蜗植入者或潜在的候选者进行评估其听觉通路各部位或其植入体各结构功能的测试。客观测试不要求被测者做出任何表示听到声音的反应。通过测试可以了解植入者植入体的工作状态，了解植入者外周神经功能，可以作为手术成功与否和植入者是否能接受电刺激的证据之一，根据测试结果辅助设定电刺激阈值和上限值（Almqvis et al, 1998）。但客观测试不能反映听觉传导通路是否完整，特别是由于无须植入者配合做出反应而不能了解植入者对声音的理解力，因此客观测试不能代替主观测试。

常见的客观测试包括遥测、电诱发听性脑干反应、电刺激镫骨反射。其中遥测包括阻抗、容顺和神经反应动作电位遥测。较为不常见的客观测试包括，平均电极电压、电性中潜伏期听觉诱发电位反应、耳蜗电图、事件相关电位（如 P_{300}、失匹配负波）。以下将常见的测试法做出介绍。

第一节 遥 测

现代人工耳蜗系统均具有遥测（telemetry）功能，遥测技术是人工耳蜗系统通过读取由植入体发送的信息，而对植入体功能状态加以诊断的能力。可获取的遥测包括植入体电极阻抗遥测、电极容顺电压遥测和神经反应动作电位遥测。

一、植入体阻抗遥测

术中检查和术后开机和调试时必须实施植入体阻抗遥测（implant impedance telemetry）。测试的目的是测量蜗内和蜗外的电极阻抗。电极阻抗是对通过导线、电极以及人体组织的电流电阻进行测量。通过将电极上的电压除以流过电极的电流来计算得出。测量原理如图 5-1-1，测量单位为欧姆（Ω），公式如下。

$$阻抗 = 电压 / 电流$$

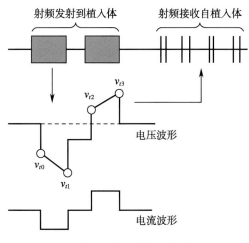

射频发射到植入体　　射频接收自植入体

v_{t3}

v_{t2}

电压波形

v_{t0}

v_{t1}

电流波形

图 5-1-1　人工耳蜗系统遥测工作原理图

通过测试可以检测植入体接收刺激器功能是否正常、蜗内和蜗外电极是否存在不应使用的问题电极（如发生断路或短路的电极）。不同企业乃至不同植入体类型在实施植入体测试时采用的刺激模式，刺激电流量和脉宽不尽相同。对于电极阻抗正常值的界定也有差异（表 2-2-1），具体可以参阅各企业的指导手册。通常软件会自动标记问题电极并发出提醒和 / 或自动关闭问题电极。高阻抗表示电极可能连接到断开的导线上，即发生断路，或电极未接触体液或组织。低阻抗表示成对电极发生短路，即某一电极或其电极相连导线与另一电极或相连导线发生了接触。采用共地模式进行植入体测试可以检查蜗内电极是否存在短路和断路。采用单极 1（MP1）和单极 2（MP2）刺激模式时，可以检查单极 1 或单极 2 是否发生断路或短路，是否存在蜗内电极断路，但无法检测到蜗内电极之间的短路。正常情况下，所有蜗内电极的阻抗值应在电极束的插入（耳蜗）部分显示出相对平滑的趋势。蜗内电极值的明显不连续性可能表明电极故障。

听力师在执行每次调试工作时，均应执行植入体测试。研究表明，最初刺激（一般是开机时）时测得的电极阻抗值往往高于之后测得的电极阻抗值。这是由于激活使用植入后电极 - 组织界面发生电化学变化所致。

有多种疾病和听力损失病因可以导致电极阻抗波动。中耳和上呼吸道感染可引起电极阻抗波动，随着感染消除，电极阻抗会稳定下来。其他与电极阻抗波动相关的医学问题包括梅尼埃病、耳蜗畸形、中耳与外界相交通（如发生鼓膜穿孔、手术导致外耳道后壁不完整等）、植入者体内激素改变、植入者患有自身免疫性疾病、过敏和耳蜗骨化等病症。

阻抗遥测可以在手术室进行也可以在调试过程中进行。要注意了解各品牌 / 型号人工耳蜗允许的皮瓣厚度（表 5-1-1），如果低于或高于推荐的厚度，均可能会造成遥测测试失败。

表 5-1-1　不同品牌人工耳蜗植入体允许的皮瓣厚度

参数	诺尔康	科利耳	美迪乐	领先仿生
植入体型号	CS-10A	CI5/CI24RCA	SONATA/CONCERTO	HR 90K
皮瓣厚度	2～9mm	2～9mm	＜6mm	（6±2）mm

在手术室测量植入体阻抗时，如果在缝皮前实施，应确保植入体已经稳固固定后回纳皮瓣或用生理盐水湿润的无菌敷料完全覆盖植入体表面，也可以使用垫片来提供合适的距离间隙。如果使用耳蜗间隔器或无菌敷料未能充分（盐水）湿润，则单极 2（MP2）模式下的阻抗遥测将显示所有的电极为阻抗值升高，但这并不表示植入体存在故障，此时阻抗高的是由于接收刺激器主体上的板状电极与机体组织之间没有电接触。在手术室进行测试时，位于无菌区域的体外设备必须放在无菌护套内。

未插入耳蜗的刺激电极可能显示为高阻抗或有效（正常）阻抗值。电极位于蜗外但电极阻抗值正常的现象可能和植入体与组织充分接触，或在手术过程中，电极与术中使用的电极润滑剂或冲洗乳突腔的盐水接触有关。如果术中发现电极阻抗值高，应读取阻抗值数据，如为无穷大则可能为真性电极故障，否则可能是由于气泡、骨粉、凝血块等物质附着在电极触点表面造成的假性电极故障。可以采用调试软件提供的术中检查电极预刺激选项进行刺激，或通过人为设定刺激值发出电流刺激后反复测量阻抗，如果电极阻抗值恢复正常或数值发生变化，则表明电极多为假性故障，并有望在开机或今后使用过程中恢复正常。有关人工耳蜗电极阻抗的进一步描述可参见第二章第二节。

二、电压容顺性遥测

电压容顺性测试是一种重要的遥测方法，在心理物理测试中调试软件会自动执行测试。容顺值是阻抗或电阻的倒数，指植入体刺激器芯片向通道提供足够电压以产生所需电流值的能力。"超容顺"是指植入体提供的最大电压不足以产生所需电流值的情况。如果发生这种情况，则发出的刺激达不到所需的电流。其结果是植入者的心理响度并未随着电流的增加而变响，即程序未能给植入者带来恰当的响度信息。当容顺性遥测检测到植入体已达到其最大供电电压时，将发送"超容顺"提示并停止刺激。造成这种现象的原因往往是当一个通道阻抗高和／或电流值高，植入者为了感知某通道足够响的声音而需要更高电流值，调试程序时可能出现异常高的上限值，或植入者可能表现为随着刺激电流量的增加，听的声音响度却没有变响，也就是说响度的增长似乎达到了平台或饱和。成年植入者能告诉听力师他／她听到的声音变化，但幼儿一般不能给出非常清晰的信息反馈，听力师需要通过查看调试软件上各通道容顺值的数值确定。

听力师在调试阈值和上限值时，可以通过软件获得提示是否受测通道发生了电压容顺问题。当发生电压容顺问题时，可通过使用宽刺激模式（如，MP1＋2）或增加受影响电极上的脉冲宽度，如果不成功，可以考虑失活该电极。如果多个电极出现问题，则可能有必要增加整个程序所有通道的脉冲宽度。如果某个通道不能符合容顺性要求,则应酌情考虑在程序中停用该通道。关于人工耳蜗容顺性的进一步描述可参见第二章第三节。

三、神经反应动作电位遥测

现代人工耳蜗系统均为双向系统,即不但可以向体内发送刺激电流,也可以通过植入体向体外发送反向信号,将听神经反应动作电位信号发送到体外。通过调试软件,用植入者自身的体外机和植入体就可以记录到由植入体刺激听觉神经元产生的电诱发复合动作电位(electric cortical action potential,ECAP/electric action potential,EAP)。植入体通过采样和放大从蜗内电极测得的诱发电位并通过射频编码传输回声音处理器。通过记录近场反应,以及通过在电极束上不同位置、速率和振幅的记录,可以勾勒出沿着耳蜗的神经活动图。据此可以显示具体区域的螺旋神经节对电反应最佳以及对相应区域采用怎样的刺激得到的反应最有效。神经反应测试可以提供更客观的信息,有助于为声音处理器调试设定刺激参数。

植入体中除了刺激电路外,还有一个可编程的增益放大器、采样保持电路、脉冲编码器和发射器。当将植入体置于神经反应测试模式,发出刺激后,放大器执行采样输出。采样后,放大输出编码为脉冲对并传输回调试硬件,同时可以通过软件解读传回的波形(图5-1-2)。相关企业提供的软件可调试所有相关的参数,具体请参阅人工耳蜗各型号植入体神经反应动作电位测试指导手册。

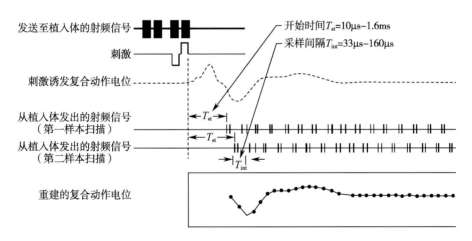

图5-1-2　神经反应动作电位遥测工作原理示意图

以上的描述和示例说明了获取 ECAP 并非难事。在实践中,使用不适当的刺激和记录参数会导致无意义的记录。因为反应波只是刺激伪迹的一小部分,所以必须应用复杂的软件平均和伪迹消除技术来提取所需的信号。应注意采用适当的放大电量和记录延迟间隔来防止记录放大器发生饱和。

不同企业对神经反应动作电位遥测的命名不同,如科利耳公司的 NRT、美迪乐公司的 ART、领先仿生公司的 NRI 和诺尔康公司的 NRM。不同产品获得的电诱发听神经复合动作电位阈值与行为法测得阈值和上限值的相关性不尽相同,但一般更接近上限值(Brown et al,2000)。因此植入者总是可以听到产生神经反应的电流量刺激。当使用神经反应数据作为设定行为上限值的参考时,首先将上限值设置在神经反应阈值以下,然后在测试过程中逐渐增加上限值。畸形、骨化的耳蜗较少能引出听神经复合动作电位,但也存在耳蜗结构和植入手术无任何异常亦不能引出的案例,因此未能引出神经反应动作电位不能表明植入者神经功能不良和/或植入手术失败,如听力师对电极植入位置存疑,可以用影像学的方法进一步验证。总之电生理测试法在调试工作中起到了重要的辅助作用(董瑞娟 等,2010;葛晓华 等,2009)。

第二节　电诱发镫骨肌反射

镫骨肌反射(stapes reflex,SR)是指附着在镫骨的小肌肉——镫骨肌的收缩。它是听觉系统对接收到的响亮声音的反射。肌肉收缩增加了中耳的阻抗,因此减少声波振动到耳蜗的传递,对内耳具有保护作用。人工耳蜗植入者获得的听觉刺激是由与体外设备连接的植入体产生的。电诱发镫骨肌反射(electrical stapes reflex,ESR)与声刺激诱发的镫骨肌收缩不同,因为是采用电刺激,所以肌肉收缩并不能降低声音的响度。因此,当使用电诱发镫骨肌反射阈值设置幼儿的上限值时要特别留意,应避免造成孩子的痛苦反应。

人工耳蜗植入后镫骨肌反射可在手术时通过对镫骨肌的目视观察或术后使用声导抗仪测试。因为镫骨肌反射是在脑干部位产生的,因此测得镫骨肌反射表明植入者听觉神经是完整的,且植入体发出的刺激是有效的。镫骨肌反射也可以用作预测幼儿植入者的上限值。但未能获得反应并不意味着听觉神经功能不全或植入体故障。镫骨肌反射差或缺失常见于脑膜炎、耳硬化症或耳蜗畸形(如 Modini 畸形等)。获得反应的先决条件是中耳功能正常,而中耳功能可以通过声导抗仪测量和评估。

对成人人工耳蜗植入者的一些研究表明,术后电诱发的镫骨肌反射阈值(ESRT)与人工耳蜗植入者程序的上限值显著相关(高珊仙 等,2017)。ESR 可作为辅助设置上限值,尤其在对儿童植入者调试时有用。如果将 ESR 阈值用于预测行为上限值,建议最初将上限值设置在反射阈之下。如果植入者感到声音太大,要进一步降低上限值。如果感到声音太轻,则要增加上限值至反射阈值或略高于阈值,前提是不会让植入者觉得声音太大不舒服。当使用 ESR 设置上限值时,最好设定不同上限值的程序并指导植入者选择使用。

在人工耳蜗手术中实施电诱发镫骨肌反射时,手术医师通过显微镜可观察到电极发出电刺激同时发生的镫骨肌收缩。为了获取镫骨肌收缩,手术医师应嘱咐麻醉师注意术中减少肌松剂的用量。通过导线将声音处理器和头件与调试设备及装有调试软件的电脑连接并通过人工耳蜗系统发出刺激。如果准备将镫骨肌反射阈值用作预测程序的上限值,应将刺激参数设置为开机时使用的参数。这包括选择与测试时使用的相同刺激率、刺激模式和刺激脉冲宽度等。有时这些参数选择的刺激电流不够，术者未能查看到镫骨肌收缩，如果时间允许，则应改变参数进行测试。

也可以在术后为清醒状态的植入者测量电诱发镫骨肌反射。声导抗仪用于记录响应，但不与调试系统连接。测量反射时，探头置于对侧耳道，声导抗仪设置为记录阻抗。将机器设置为记录并观察对应于刺激时阻抗的增加，或者可以将设备设置为（声）反射衰减模式（图 5-2-1）。通过这种方式，可以在特定时间窗内记录到一些反射测量值（高珊仙 等，2017）。

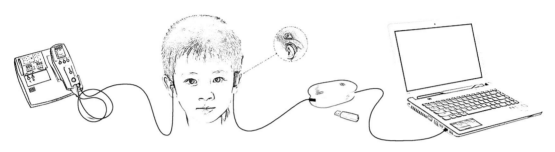

图 5-2-1　电诱发镫骨肌反射连接示意图

第三节　电诱发听性脑干反应

电诱发听性脑干反应（electric acoustic brainstem response，EABR）的记录方法与 ABR 类似，不同之处是用电刺激代替声刺激，并同步触发诱发电位仪进行平均叠加，由诱发电位仪记录听性脑干反应。EABR 各反应波的命名与 ABR 的命名相同，其波形形态亦与 ABR 相同。

术中和术后 EABR 测试可直接通过人工耳蜗电极实施，电刺激螺旋神经节细胞及外周神经末梢引出神经电反应，不同之处在于术中是在全麻下进行，术后只需要受试者处于安静状态即可。测试过程中应注意 EABR 易受肌肉动作电位和脑电的影响。记录电极置于颅顶或前额，参考电极置于乳突或同侧耳垂，接地电极置于眉间。一般设置 EABR 刺激重复率 17～35 次/s，带通滤波 10～3 000Hz，叠加 1 000～2 000 次，扫描时间 10～20ms。

许多接受人工耳蜗植入的先天性重度或极重度感音神经性听力损失患者，几乎没有任何听觉经验，他们在接受人工耳蜗刺激的最初几天或几周里对人工耳蜗提供的听觉刺激做出可靠反应非常困难，EABR 的测试结果可为幼儿和无法配合行为测试的植入者术后开机调试的刺激强度设定提供参考。Brown 等报道 EABR 可为人工耳蜗调试提供一个参考刺激强度（Brown et al，2000）。

但是 EABR 阈值与声音处理器调试的行为阈值之间的相关性较差，这可能是由于植入者个体差异造成，也可能是由于刺激速率不同所致。声音处理器调试时用的是高速率刺激，而 EABR 用的是较低刺激率。

Kim 等发现 EABR 阈值较低的植入者术后具有较好的言语能力，波 V 振幅较高和潜伏期较短的植入者具有较好的言语能力（董瑞娟 等，2010）。

关于记录 EABR 的具体操作方法，读者可参阅各企业提供的 EABR 操作指南。

第四节   植入体整合测试

植入体整合测试（integrity test，IT）是检测植入体实际输出波形状态的测试方法。

软件参数设置在设定的电极上产生规定幅度的刺激，整合系统记录到对应的输出波形，通过输出波形形态判断植入体工作状态是否正常。整合测试是在不取出植入体的情况下对植入体最全面的测试，听力师根据整合测试结果调整调试方案。如果整合测试发现植入体的工作参数不符合设计要求时，需要与手术医师商量适时取出植入体并再植入新植入体。整合测试不是常规植入体测试方法，往往考虑植入体疑似故障时由植入体生产企业的技术 / 临床人员实施。图 5-4-1 和图 5-4-2 分别为植入体整合测试过程图和整合测试结果，反映刺激是否对称。

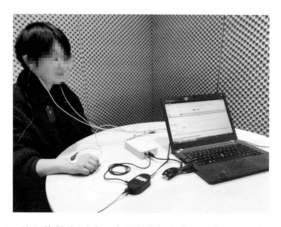

图 5-4-1   植入体整合测试示意图（诺尔康人工耳蜗 IT 系统测试示意）

诺尔康植入体整合测试报告

I、基本信息

病人姓名：　　　　　　　测试日期：2021年5月20日　　DSP版本：4.8.15　　　　植入体型号：NB15K1A

CH1 皮肤阻抗：8.96K　　　　　CH2 皮肤阻抗：9.81K　　　　　　IT软件版本：1.0.2.1120

II、幅度可控比、对称比测试结果

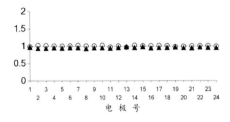

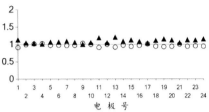

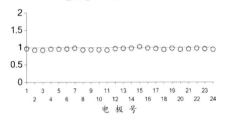

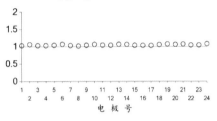

○ 幅度对称比　　　　　　▲ 幅度可控比

电极检测结果(N)：
正常：1, 2, 3, 4, 5, 6, 7, 8, 9, 10, 11, 12, 13, 14, 15, 16, 17, 18, 19, 20, 21, 22, 23, 24
潜在风险：无
较大风险：无
异常：无

电极检测结果(P+N)：
正常：1, 2, 3, 4, 5, 6, 7, 8, 9, 10, 11, 12, 13, 14, 15, 16, 17, 18, 19, 20, 21, 22, 23, 24
潜在风险：无
较大风险：无
异常：无

建议处理方案：
正常-无；潜在风险-继续观察；
较大风险-建议关闭电极；异常-关闭电极
*如果超过半数电极发现有较大风险或异常，
请联系诺尔康技术人员.

测试者姓名：

图 5-4-2　诺尔康人工耳蜗植入体整合测试报告示例(诺尔康人工耳蜗系统)

第六章　调频系统的使用

调频系统（frequency modular system）可以和人工耳蜗声音处理器一同使用，在困难的听力环境中（如吵闹和有回声的环境），为植入者提供了更好的听觉信号。建议为能准确报告所听的声音质量的人使用。调频系统由麦克风、调频无线电发射器（位于声源处）和接收器组成。调频接收器接收信号并将其发送给处理器。声音处理器像分析任何其他外部输入一样分析调频输入。调频系统可以通过有线和无线两种连接方式连接到声音处理器。调频系统在汽车、工厂或教室等高噪声环境中非常有效。由于麦克风靠近植入者希望听取的声源，从而提高了信噪比，信噪比的提高可以使言语识别和交流在困难的聆听环境中成为可能。在教室里使用调频系统时，为了减少听到周围环境声音，建议将灵敏度设置低于默认值。这使得植入者可以从直接输入调频系统听到比从声音处理器麦克风更多的声音。

调频系统的特性因产品而异。尽管调频导线被设计成产生与单独使用声音处理器的声音质量相等的音质，但是各调频系统之间的不同特性可能导致植入者使用调频系统听到的声音与单独使用声音处理器的声音不同。当使用调频系统时，人工耳蜗接收到的声音信号衰减可能的原因如下：①人工耳蜗系统用于从外部发射线圈到内部接收刺激器的数据传输所使用的射频可由调频系统拾取，从而引入噪声干扰；②大多数调频系统的音频输出幅度远高于声音处理器的最佳输出；③各种调频系统的频率响应特性可能不同于人工耳蜗的麦克风和声音处理器的频率响应；④环境因素会导致调频系统信号的减弱或受到干扰。

有些调频接收器除了接收调频信号外，还有一个环境麦克风来接收外部声音。如果植入者使用调频接收器的环境麦克风，他们可能会听到不同的声音，特别是他们自己的声音，或者可能听到更多的声音。如果使用调频接收器的环境麦克风，应建议植入者将声音处理器上的灵敏度设置调至零。如果使用时调频接收器的环境麦克风是放在衣服下面，则建议将其关闭，并且仅使用植入者的声音处理器麦克风。

为获得最佳效果，建议使用 173MHz 或更大频段的调频频率。调频频率范围在 35～45MHz 和 72～75MHz 之间会对声音处理器造成干扰，因此不建议使用。周围的结构，如墙壁和金属家具，也可能通过引起静电、噪声或造成完全无声而影响调频信号的传输。在群聚时，植入者可能需要仔细选择自己所处的位置。

可通过如下步骤确认调频系统的性能：①让植入者单独使用声音处理器在安静的环境中执行仅听觉（无视觉提示）测试，选择一种测试，植入者在该测试上的得分明显高于机会听取水平；②让植入者处于与预期用途的调频发射机保持一定距离的位置，将调频系统连接到植入者声音处理器，安静环境下重复只听声音的任务；③如果植入者测试分数明显低于单独使用声音处理器时，调整射频系统上的输出信号控制，较差的测试分数也可能表示调频导线和 / 或声音处理器的外部插孔可能出现故障。

第七章　双模式听觉及调试／验配

第一节　双模式听觉概述

双模式听觉（bimodal hearing）定义为一侧配戴人工耳蜗，接受电刺激模式，而另一耳配戴助听器，接受声刺激模式，从而实现双耳听觉。

双模式听觉这个概念是从 20 世纪 90 年代初开始出现，Dooley 等（1993）观察到当时部分人工耳蜗植入者表示人工耳蜗和助听器的声音不兼容，部分植入者最终选择仅佩戴助听器，而部分植入者选择仅佩戴人工耳蜗，放弃佩戴助听器，因此研究者进行了早期的双模式听觉的实验，对比仅佩戴人工耳蜗、助听器、双模式听觉以及不同声音处理策略下的言语识别效果，结果显示单侧佩戴人工耳蜗的言语识别分数较单侧配戴助听器的分数高，而双模式听觉较单侧佩戴人工耳蜗在辨别声母的情况下分数显著较高。虽然实验只测试了四位受试者，仅为初步结果，但成功奠下了双模式听觉临床研究的基础。经过 30 年，至今在 Pubmed 检索关于双模式听觉的发表文章［采用关键词"bimodal（双模）"及"cochlear implant（人工耳蜗）"］，相关文章已达到 400 余篇。如今双模式听觉已是行内广泛接纳的听觉干预方式之一，多项研究显示双模式听觉的可行性及优势，在大多数的场景下优于单侧配戴人工耳蜗或助听器，并且研究显示植入者的非植入侧只要在 250Hz 以下有可用的听觉，即有可能获得显著的双模益处（Sheffield et al, 2014）。带来的好处包括提升植入者在安静及噪声下的言语识别能力、声源定位能力和音乐鉴赏能力等（见本章第二节）。

能够受益于双模式干预的人工耳蜗植入者为数众多。随着人工耳蜗技术快速发展，植入手术技术不断提升、电极结构越来越精细及纤细，这大大提升了保存残余听力的可能性。此外，随着声电联合刺激技术（electric acoustic stimulation，EAS）的出现，人工耳蜗植入适应证标准也逐步放宽，听力程度的要求从双侧全频极重度听力损失拓展至中高频重度至极重度听力损失即可，低频听力程度放宽至正常听力，并且单侧聋（重度至极重度听力损失）亦纳入为适应证之一。这些听损患者在符合其他适应证条件的前提下，亦有机会成为人工耳蜗植入者。根据美国 2010 年发表的统计结果，约有 60% 成人人工耳蜗植入者的非植入侧耳拥有可助听听力，可助听听力定义为 250Hz 听觉阈值≤85dB HL（Dorman et al, 2010）。Holder 等（2018）使用同样标准分析 2013—2015 年植入者的情况，发现非植入侧符合标准的植入者人数已提升至 85%。即便将 250Hz 的听觉阈值指标调整至≤70dB HL 时，亦有 72%

人工耳蜗植入者的非植入侧符合此标准。由此可见，随着人工耳蜗植入候选标准逐步放宽，植入者非植入侧拥有残余听力的情况越来越普遍，因此适合双模式干预的人群也越发增多。

　　然而，目前使用双模干预的人数比预期要少，一项国际调查（不包含中国大陆）显示，平均只有32%的成人和26%的儿童人工耳蜗植入者对侧使用助听器（Scherf et al，2014）。中国大陆尚没有具体的统计数据，但就笔者的观察而言，中国大陆植入者接受双模干预的人数比例也较低。目前进行双模干预的困难包括：①听障者及家属缺乏对双耳聆听重要性的认知；②行业缺乏可以同时调试/验配人工耳蜗及助听器的专业人员；③缺乏双模式干预调试及验配流程的监管，服务质量无法得到保证，因此难以规范实行。本章将介绍双模式听觉优势、适合干预人群及调试验配流程。

第二节　双模式听觉的优势

双模听力优势已被广泛认可。对比单侧植入，双模式听觉优势如下。

（一）提升安静及噪声下的言语识别能力

Dorman 等（2008）研究结果显示双模式听觉下的安静及噪声下言语识别分数较单侧植入者高17%～23%；Kelsall 等（2021）测试100位植入者，结果显示双模式听觉下的安静下单音节识别及噪声下短句识别分数均显著高于单侧植入，安静下分数差异为9%，而噪声下分数差异为10%～16%，噪声下双模式听觉的帮助更为显著。

（二）提升声源定位能力

Potts 等（2009）使用15个扬声器并且每个间隔10度的方式来测试受试者仅佩戴人工耳蜗、助听器及双模式佩戴下的声源定位能力（localization），结果显示双模式听觉的声源定位能力显著优于其他单侧佩戴的模式，获得显著的改善，这与其他相似的研究结果一致（Ching等，2006；Firszt 等，2012）。

（三）改善听声质量，使听声更自然丰富，减少声音尖锐刺耳感

Zhang 等（2013）在测试过程中受试者反馈对比单侧佩戴人工耳蜗，双模式听觉除了改善听声清晰度，也使声音变得更丰富、更有色彩，即便言语识别能力未得到显著改善，亦能受益于双耳声音的"平衡感"。Devocht 等（2017）通过听声质量问卷，调查受试者双模式佩戴及单独佩戴人工耳蜗时听声质量的感受，结果显示在人工耳蜗的基础上增加对侧助听器不仅可以减少声音的尖锐刺耳感，也能使音量更丰满和减少不舒适的听声感受。

（四）高低频信息的相互补偿，能提升音乐及旋律鉴赏及识别能力，亦可提升声调识别能力

El Fata 等（2009）研究结果显示对于低频有残余听力的双模式用户，他们更享受听音乐，助听器侧可帮助音乐旋律识别，而人工耳蜗侧可帮助歌词的理解。同样，Crew 等（2015）亦表示助听器与人工耳蜗提供的信息不同，双模式用户主要依靠人工耳蜗侧获取言语信息，同时利用助听器获取低频的信息，在音乐旋律轮廓识别测试（melodic contour identification，

MCI）中，相较于单侧植入，双模式听觉下的轮廓识别率较高。另外，由于助听器获取的低频信息较精细，在有低频残余听力情况下，可获取识别声调所需要的基频（fundamental freqeuncy，Fo）信息，因此双模式用户亦能有较好的声调识别能力（杨影 等，2013）。

（五）减少"听聚力"，减轻聆听时间较久后的疲劳

Devocht 等（2017）测试植入者在噪声下听声的听聚力（listening effort），发现在较高信噪比的情况下，佩戴对侧助听器可显著降低听聚力。作者推测是由于受试者在双模式的情况下获取的信息更全面，可以减少大脑处理和更新信息的工作量。

（六）避免听觉剥夺造成无可逆转的听神经功能退化

由于助听器能在非植入侧持续提供听觉刺激，双模式干预能够在一定程度上减缓非植入侧的听觉剥夺效应发生，对于未来考虑非植入侧进行植入的植入者打下更好的听声基础。

（七）改善儿童单侧植入者的言语及语言能力

Jia 等（2022）研究显示双模式干预儿童的发音控制能力及语言表达能力显著优于单侧植入儿童，儿童若能接收到更全面的声音信息，也有利于言语发展，以致和他人可以有更好的沟通交流。

第三节　适合使用双模式听觉干预的人群

如植入者非植入侧具有可助听的残余听力，都应考虑双模式干预。可助听的残余听力可定义为 250Hz 裸耳听力阈值小于或等于 85dB HL（Dorman et al，2010；Warren et al，2018）。可考虑双模式干预的人群包括：①非对称性听力损失，即一侧耳听力程度符合人工耳蜗植入纳入标准，对侧听力较好可使用助听器辅助；②双侧重度感音神经性听力损失，至少有一侧佩戴助听器有一定的听声效果；③双侧极重度感音神经性听力损失，并且至少有一侧耳在中低频有可用残余听力，助听器可进行一定的补偿；④双耳高频陡降性听力损失，由于耳蜗死区单纯佩戴助听器效果不佳，可选择双模式干预；⑤其他非听力相关因素，如：经济原因、医学原因、观望期等原因暂时只能植入一侧，对侧可先尝试佩戴助听器。

由于人工耳蜗通过双相脉冲波直接刺激内耳的螺旋神经节细胞产生听觉，而助听器放大的声学信号，依然通过外耳、中耳传至耳蜗毛细胞刺激听神经而产生听觉，声音信号的处理不一致，因此双模用户双侧分别听到的声音不一致，听声兼容性也因人而异。目前大量的研究已证明双模式助听是可行并且有效的助听方式，但也有研究中发现小部分用户使用对侧助听器（双模佩戴）时，听声效果会较差的个案。比如，Mok 等（2006）收集 14 位双模或非植入侧有残余听力的成人植入者在单独使用人工耳蜗侧、助听器侧及双模聆听时的言语识别能力，发现 2 位受试者在至少一项测试中双模式听觉较单侧佩戴人工耳蜗的言语识别能力较差。另外，亦有研究显示双侧频谱及响度不平衡的状态下会降低双模听声效果（Reiss，2014），因此听力师应评估双模式的效果及患者自身听声感受，判断患者是否适合进行双模式干预。

第四节　双模式听觉评估建议

双模式听觉评估一方面可以评估双模带来的益处，一方面也是验证人工耳蜗及助听器验配的效果，从而进行有依据的验配优化，甚至寻找更合适的听力干预方式。评估时需要同时及分别配戴人工耳蜗声音处理器及助听器。若植入者无助听器，建议非植入侧使用功率足够大的租借助听器，并根据验配处方调试后进行测试。除了进行常规的听力检查，如耳镜检查、声导抗测试、裸耳纯音听阈测听，以及进行交叉验证或患者无法主观表达听声感受时进行的客观测试，包括耳声发射 OAE，听性脑干反应 ABR，多频听觉稳态诱发反应 ASSR 等。

对于双模用户，可以增加的评估项目包括：①裸耳纯音测听增加低频阈值测试，如平常较少测试的 125、750、1 500Hz 等，这样能更细致了解用户残余听力的情况；②单耳（人工耳蜗侧、助听器侧）及双耳（双模）声场助听听阈测试；③单耳及双耳言语识别测试，包括安静下及噪声下言语识别测试；④使用问卷调查方式跟进评估双模佩戴前后的听声情况、言语发育情况、听障残疾及生活质量改善情况等［儿童可用问卷包括（不限于）有意义听觉整合量表（Meaningful Auditory Integration Scale，MAIS/IT-MAIS），有意义言语使用量表（Meaningful Use of Speech Scale，MUSS），言语空间听觉质量量表父母版（Speech, Spatial and Qualities of Hearing Scale for Parents，SSQ-P）。成人可用问卷包括（不限于）成人或老年人听力障碍筛查量表（Hearing Handicap Inventory for Adults/Elderly，HHIA/HHIE）、言语空间听觉质量量表（SSQ）、Nijmegen 人工耳蜗植入量表（Nijmegen Cochlear Implantation Questionnaire，NCIQ）等］。

若条件及时间许可，可以进行以下测试：①声调及或音调识别测试，包括单耳及双耳音乐轮廓识别测试及或声调识别测试，评估双模对音乐及声调感知的影响；②多扬声器测试，如复杂环境言语识别测试（如：单扬声器播放语音，其他扬声器播放噪声）和声源定位测试；③非植入侧耳蜗死区测试（如 threshold equalizing noise，TEN），评估后可根据结果降低受影响高频段的增益；④进行前庭功能测试，包括前庭诱发肌电位（vestibular evoked myogenic potentials，VEMPs）、视频头脉冲试验（video-head impulse test，v-HIT）、旋转试验（rotary test）、冷热水试验（caloric test）等，前庭功能结果除了了解患者前庭情况，亦是判断非植入侧是否适合进行植入的因素之一。

第五节　双模式听觉的调试及验配时间

人工耳蜗侧一般会按照听力师规定的调试时间进行调试，流程与单侧人工耳蜗调试一致，而业界对于双模听力干预过程中的助听器验配时间没有明确共识。部分从业人员认为延迟助听器佩戴可帮助植入侧更快地适应，但目前仍未有明确证据显示延迟佩戴可带来长期人工耳蜗听声改善（Reyes，2015），而部分长期双侧佩戴辅听设备的用户，强制要求人工耳蜗植入听觉康复期间不能佩戴对侧助听器，可能会造成心理不适及压力。为了兼顾植入侧听觉康复及双耳聆听的重要性，术前已佩戴助听器的患者在植入单侧人工耳蜗后，非植入侧可持续佩戴助听器，但建议抽取固定时间单独佩戴人工耳蜗进行康复训练，并且在人工耳蜗程序听声稳定后，应该重新进行助听器验配，使双模式听力达到最优化。对于术前无助听器佩戴历史的用户，语前聋儿童在植入后应考虑尽快验配助听器，而语后聋患者可在开机或数月后验配助听器，应按照非植入侧的听力程度进行验配，直到人工耳蜗侧听声稳定后，可根据双侧听声情况进行助听器参数调整。

第六节　双模式听觉调试/验配流程

近 10 年各企业及研究者纷纷提出双模相关的验配流程建议（Reyes，2015；Vroegop 等，2018；Warren 等，2018；陶仁霞 等，2019），并且中国聋人协会于 2023 年 1 月发布了 T/CADHOH 0001—2021《佩戴人工耳蜗和助听器的双模式验配服务规范》团体标准。作者们提出的建议主要针对双模式干预中的助听器验配方式，尽量达到最佳的言语识别效果，本节综合各方的研究、观察、规范指南，简要汇总以下助听器验配流程及建议。

1. **全频段放大**　全频段放大目的是使可听度最大化，也是双模验配首要被认可的验配方式。Neuman 等（2013）研究显示助听器侧进行全频段放大或放大截止频率（cutoff frequency）为 2 000Hz 时，双模佩戴能提升安静及噪声下言语识别表现，而降低截止频率至 500、1 000Hz（仅放大低频段）时，双模言语识别率与单侧耳蜗无显著差异。Davidson 等（2015）比较助听器侧全频段放大以及仅放大低频段时的安静及噪声下言语识别能力，结果显示无显著差异，但全频段放大时，声源定位能力更优。

2. **降低高频段增益**　若采用全频段放大时植入者听声效果不佳，可考虑将高频或耳蜗死区范围的增益降低，仅放大低频。Messersmith 等（2015）的测试中有三位受试者使用全频段放大验配的助听器没有获得双模优势，而降低 2 000Hz 以上频段的增益后，受试者双模听声效果较单独使用单侧人工耳蜗要好。因此，可对比全频段放大及局部频段放大的听声效果，再进行选择。

3. **移频调试**　移频功能的目的是将无法听到的高频信息转移或压缩至可听到的低频段范围。目前研究结果显示使用移频功能对于双模听声效果无显著帮助（McDermott 等，2010；Park 等，2012；Perreau 等，2013），但部分患者表示更喜欢使用移频的程序（McDermott 等，2010），因此可根据患者反馈尝试此功能。可根据最大可听输出频率（maximum audible output frequency）进行相应移频调试。

4. **响度平衡调整**　完成以上步骤后，需进行双耳整体响度平衡调整，助听器侧音量尽量与人工耳蜗侧一致或调节为舒适强度（Blamey，2000）。对于验配时缩小放大频段的患者，可考虑提高低频增益来达到响度平衡。另外，在双耳总和效应下，部分用户会需要降低增益从而达到舒适的强度，并且可检查不同频段之间的响度平衡，尽量保持响度一致。

5. 其他建议　对于能自行进行助听器调节的患者，应打开助听器音量调节功能，方便患者必要时调节强度。助听器侧应进行真耳分析验证，目前双耳双模验配的研究结果，没有倾向于特定的助听器验配处方（例如：NAL-NL1、NAL-NL2、NAL-RP、DSL v5、厂家自定义算法等），因此目前可按照厂家建议或根据自身经验选取处方。其他精细调试包括：降噪功能、方向性等，亦可双侧同步调整，对于尝试精细调节后仍然无效的双模式患者应进行进一步评估，若依然显示无效，在符合适应证的情况下，应考虑另一侧植入耳蜗，形成双耳聆听（陶仁霞　等，2019）。图 7-6-1 为双模式听觉中助听器验配的流程图。

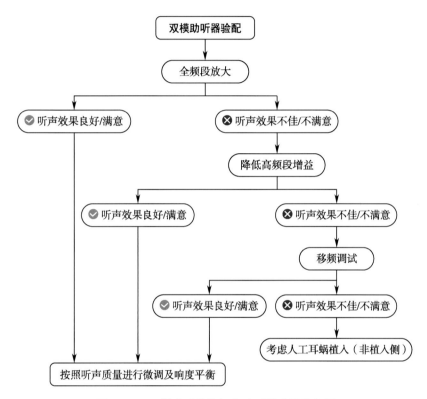

图 7-6-1　双模式听觉植入者助听器验配流程图

第七节　结　　语

随着人工耳蜗及助听器技术的发展及人工耳蜗适应证条件的放宽，能够进行双模听力干预及获得双模优势的用户也逐渐增加，进行单侧植入而对侧有残余听力的患者，都应评估双模干预的效益及进行相应验配流程；日后，医生及听力师应具备双模听力干预的知识及培养双模干预验配的能力，并应培养可以进行助听器验配及人工耳蜗调试的听力师，或者建立助听器验配师及人工耳蜗调试者密切合作机制，使双模听力者无论是助听器还是人工耳蜗都可以及时得到精细调整，及早获得双模干预的优势。

第八章　双侧人工耳蜗植入及调试

随着人工耳蜗适应证的逐渐扩展，双侧人工耳蜗植入成为双耳重度/极重度感音神经性听力损失患者的首选。与此同时，越来越多的既往单侧人工耳蜗植入者逐渐开始考虑对侧植入，目前（2021年）中国对侧植入与首次植入的最大时间间隔是22年。

众多的研究数据表明，无论是双模式（CI+HA）还是双侧人工耳蜗（CI+CI），双侧干预的效果都比仅单侧人工耳蜗植入有明显的优势，尤其是声源定位能力和噪声下的言语识别能力都有明显提高。本章将对双侧人工耳蜗植入（bilateral cochlear implantation，BCI）进行介绍，包括对双侧植入的临床优势进行总结，以及对双侧人工耳蜗调试的流程进行梳理，并提出双侧听觉效果的评估体系和流程，以期能为双侧人工耳蜗临床调试工作提供参考。

第一节　双侧人工耳蜗植入

一、双耳听觉的生理优势

听力正常者通常主要通过到达双耳声音的两种差异来确定声源的方位，并区分言语信号和环境噪声：①声音传到双耳的强度（响度）上有差异，即双耳响度差；②双耳在接收声音的时间上有差异，即双耳时间差。双耳听觉是人有效地识别声音信号的重要能力，其生理过程是对来自双耳的声音信号差异进行分析和整合、感知并做出反应，从而实现双耳听觉优势。双耳听觉的优势主要表现在头影效应、双耳降噪效应、双耳总和效应、双耳融合效应以及空间声源定位的能力。

二、双侧人工耳蜗植入的优势

在人工耳蜗植入技术开展之初，大多数双耳重度或极重度听力损失的患者会选择接受单侧人工耳蜗植入，对侧不再进行干预，因此逐渐形成了单耳听觉。此类患者噪声下的言语感知以及声源定位等能力多不理想，且容易产生优势侧以及大脑模式重塑，继而在未植入耳发生听觉剥夺。大脑的认知功能依赖于外周神经系统感觉信息的不断输入，长期听觉剥夺会导致听神经退化、树突消失和神经元胞体皱缩，并影响大脑皮层的各层级以及皮层-皮层回路的功能，最终造成听觉中枢功能障碍，从而严重影响言语识别能力。同时听觉信号无法在听觉皮层间正常传递,听觉中枢可能会承担来自其他感官输入信号(如视觉)的处理过程,从而出现跨模式重组,久之发生不可逆变化,对对侧耳人工耳蜗植入效果产生负面影响。双耳长期不对称的信号输入同样会引起中枢可塑性的改变,导致迟发性听觉剥夺的发生,使得未接受听觉刺激的一侧言语识别能力进一步降低。双侧人工耳蜗植入能够重建双耳听觉,避免发生听觉剥夺。语前聋患者双侧最佳干预年龄是 1 岁左右,建议在 3.5 岁之前完成。语后聋患者双侧植入也应尽量缩短听觉剥夺时间,一般建议在听力损失发生后不超过 10 年植入,防止或减缓听觉剥夺效应产生,提高听觉舒适度。

双侧人工耳蜗植入对脑膜炎导致的双侧听力损失或伴随视力丧失的听力损失患者也有很大帮助,也包括各种不同的综合征导致听力损失的患者,如,Usher 综合征患者。Usher 综合征的病理机制主要导致耳蜗毛细胞功能障碍,而人工耳蜗植入能够直接刺激蜗神经进而改善听力。此外,由于 Usher 综合征会导致黄斑变性和失明,双耳听觉对于支持定位和空间听觉就显得更为重要。对于 Usher 综合征或重度、极重度听力损失并伴有视力障碍的患者,双侧人工耳蜗植入是发展空间听觉技能的必要条件。

三、植入顺序的影响

双侧人工耳蜗按照植入时间顺序分为两种,即同期植入和相继植入。同期植入是双耳同时或间隔 6 个月内均植入人工耳蜗,否则为相继植入。相继植入的第二侧植入与第一侧植入的间隔时间越长,双侧听觉发展的差异越大,双侧听觉优势的提升就会受到极大的影响。研究表明,单侧人工耳蜗植入患儿听觉脑干发育多在 1 年内完成,如果双侧相继植入间隔不超过 1 年,双侧听觉优势在第二侧植入后的 6 个月即可显现;若植入间隔超过 2 年,先植入耳的听觉皮层已发育完成,即使经过较长时间的康复训练,仍会有不对称现象。因此应尽量缩短双侧植入的时间间隔,以缩小双耳间的差异。Boisvert(2016)等对 67 名 50 岁以上相继双侧植入的成人语后聋患者进行随访,结果显示中老年人同样可通过相继植入获得双侧听觉优势。

在手术方面,有学者对相继植入和同期植入的两组患者就手术时间、总住院时间、镇痛止吐药物使用以及术后并发症进行对比,发现与相继植入的累积时间相比,儿童双侧同期植入的手术同样安全且手术总时长更短,镇痛止吐药物使用更少,住院时间与单侧人工耳蜗植入的时间相近。同样有研究证明麻醉对远期痴呆的影响不显著,术中出血量与相继植入总出血量无异。

对于双侧同期与相继植入的成本效益,Trinidade(2017)等对 29 位成人植入者的住院金额进行成本分析,发现同期植入比相继植入花费更少。双侧人工耳蜗效果比单侧好,植入者言语发育更快,这可以使后期的言语康复教育投入时间缩短,精力投入减少,同时节省花费。

第二节   双侧调试推荐的流程

双侧人工耳蜗调试与单侧人工耳蜗一样也分为开机和随访调试。双侧开机的主要目的是激活双侧人工耳蜗处理器工作系统，保证植入者两耳均在安全并可接受的电刺激水平下重新建立听觉，并初步建立对双侧人工耳蜗声音的感知。后续随访调试的意义是通过调整双侧的人工耳蜗系统，使得映射图（即程序）即电刺激的动态范围与植入者自身听觉的动态范围得到最接近的映射，同时匹配双侧的声音感知，植入者在逐步适应之后获得最优的听觉补偿并建立双耳听觉的能力。开机与随访调试的工作流程大致相同，主要区别在于开机时人工耳蜗系统尚未被激活，需要建立新的植入者数据，而随访调试通常都是基于开机或前一次调试的数据，根据植入者的反馈进一步修改调整。双侧的匹配通常根据植入者的需求和反应，在双耳调试的基础上分别进行微调，最终以双耳匹配为目标，尽量使双侧的声音协调一致。随访调试通常在开机后的 1 个月、2 个月、3 个月、6 个月、12 个月进行，之后建议植入者每年调试一次，或根据植入者需求，例如听觉效果变差，预约单侧或双侧的调试。对于相继植入的植入者，后植入侧可能在开机时很难与先植入侧效果达到一致，尤其是植入间隔时间比较久且听力损失时间比较长的植入者。这样的情况建议先植入侧如无调试需要可先不做调试，后续随访调试以适应后植入侧声音为主。如果后植入侧的映射图的电动态范围已基本稳定，或者植入者可以单独使用该侧，能够逐渐对双侧人工耳蜗的声音做出评价和判断，即可以进行双侧的调试以及双侧匹配测试（图 8-2-1）。

一、调试前的准备

对于双侧人工耳蜗的调试，开机前准备工作是非常重要的。听力师应尽可能地收集植入者在进行人工耳蜗植入手术前后的听力损失相关信息，例如：病因、病史、术前的听力检测结果、耳后伤口的愈合情况、术前术后影像资料、电极植入位置的确认以及是否有其他疾病和身体不适的状况，如眩晕等。如有需要，应及时向手术医师反馈和转介。对于随访调试的植入者，需要了解其之前双侧设备的使用情况，包括在日常配戴中遇到的困难以及双侧声音整合和声源定位能力的变化。这样做的目的是确定本次调试的重点，以便在调试的过程中找到解决的方法。

不仅在开机前，每次调试前都应为植入者建立对本次调试的合理期望。有听觉经验的成人语后聋患者，或者已经植入了一侧人工耳蜗并且获得了良好效果的植入者，在术后会非常期待新的声音。但即便是双侧同期植入的人工耳蜗，由于双侧电极植入深度不同，或双耳术前听觉剥夺时间的差异等多种因素，会造成激活人工耳蜗声音处理器后听得到说话声，但听不懂，有杂音和失真的感受，或者同一声音两侧听起来完全不一样的情况。对侧植入后的植入者，由于和先植入侧稳定后的状况不一致，此时植入者多会感到失望沮丧，甚至会质疑自己选择另一侧植入人工耳蜗是否值得。即使植入者在开机时有心理准备，他们仍

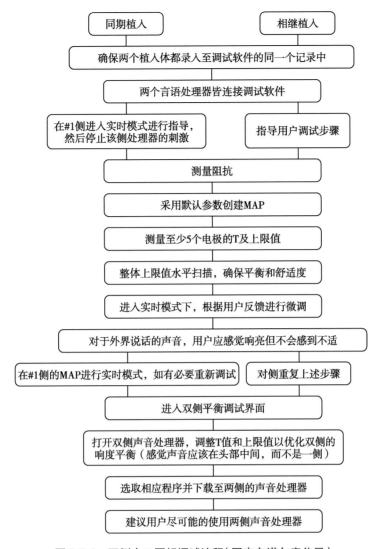

图 8-2-1 双侧人工耳蜗调试流程（图来自诺尔康公司）

会对开机后的听觉效果有较高的期待，期望可以一开机完全听懂别人讲话，或和先植入侧听得一样。此时听力师应与植入者充分的沟通以帮助他们合理接纳人工耳蜗开机的听觉现状，并积极地配合完成全部的调试过程以及未来的康复训练。事实上，"开机秒懂"的可能性并不高，大多数的植入者都需要有适应过程，这个过程通常需要几天、几个月甚至更长时间。因此开机前需要事先对植入者说明人工耳蜗开机的大致流程以及初始佩戴人工耳蜗需要有一段的磨合适应期，让植入者从开始就能够建立合理的心理预期，逐渐适应配戴人工耳蜗，并坚持配合完成听觉言语康复。

目前国内临床常见的人工耳蜗的调试软件均有为双侧调试设计的界面。除科利耳在双侧调试时需要两套调试设备与电脑连接外，其余品牌的调试设备均具备两个连接声音处理器的端口，只需插入两条调试线与声音处理器连接即可。调试时，听力师为植入者配戴好双侧的声音处理器，并将头件吸附在植入者头皮上，注意观察头皮状况及磁铁强度。开机时听力师要先建立植入者信息，注意要将两侧的植入信息记录在同一植入者名下（植入为非同一品牌除外），否则将无法进行双侧同时激活和匹配。对于随访调试的植入者，需读取声音处理器中的程序，以及日常使用记录的信息。通过调试软件中植入者日常配戴的使用记录可以了解植入者日常的使用环境和各程序的使用时长情况。

对于随访调试，需要注意在调试前检测人工耳蜗是否正常工作，常规检测声音处理器，尤其是麦克风状态和导线的连接。在每次连接调试设备之前应使用监听耳机对声音处理器的麦克风进行检查。用信号检测仪检测导线是否连接正常，如发现麦克风灵敏度或接收声音出现问题或导线接触不良，都应马上联系厂家工作人员处理，或使用替代设备先进行调试。

双侧人工耳蜗电极阻抗测试与单侧调试没有差别，都是为了确认植入体接收刺激器和电极的工作状态。务必在开机及每次随访调试前进行，对于随访调试应调取查看之前的阻抗测试结果进行对比。密切关注阻抗值变化大的电极，或断路/短路的电极数目变化情况。

二、开机/随访调试

如果是双侧同期植入的开机，建议选择调试软件默认的言语编码策略，遇到特殊情况，如耳蜗畸形、听神经功能病变等症状，可参考单侧开机。对于相继植入的第二个人工耳蜗开机时机，建议选择近期先植入侧人工耳蜗无需调试的时间进行。尤其是先植入侧人工耳蜗的使用和效果比较稳定的情况下，建议暂不对先植入侧人工耳蜗的程序进行调整，但开机时仍连接该侧人工耳蜗，打开最近常用的程序，查看其映射图并作为后植入侧调试电刺激量的参考，还可以在调试时打开实时对话（go live），方便沟通。这样做主要是因为后植入侧开机的效果差异很大，与植入者的预期可能也有一定差距，保留先植入侧不变可以使植入者心理上更有安全感，不用担心在努力适应新人工耳蜗的同时还要适应旧人工耳蜗的新程序。开机时每一侧的调试过程与单侧调试并无差别，映射图中上限值（M/C值）、阈值（T值）的设定、客观测试（ECAP）的辅助、各电极间的平衡均逐步操作即可。建议在开机时无论儿童还是成人都在能够承受的刺激量范围之内进行ECAP和ESRT测量，以建立听觉功能的基线。成人的ECAP阈值和ESRT值通常不随时间发生显著变化。如果发现听觉功能在逐渐下降，可以重复测试ECAP和ESRT度量，并与基线进行比较。如果ECAP阈值显著增加或波形形态退化，可能表明听觉神经功能减弱。特别需要注意的是ESRT测试的刺激量，因为双侧的中耳、外耳由于手术可能均有扰动，按常规测试可能很难获得有效结果。

在后续的随访调试中，首先关注植入者在之前使用过程中的问题，无论是单侧还是双侧，都有助于调试过程的个性化和精细化处理。此外，无论是儿童还是成人，都推荐在调试一侧的同时打开另一侧实时对话，这样既可以随时沟通，也方便对比两侧的刺激参数和收听效果。

对于儿童或配合时间较短的植入者，开机时，建议选择植入条件相对较好（如：有残余听力，耳蜗或听神经发育更好或术中神经反应测试引出明确反应）的一侧先开机。随访调机时，由于配合的时间有限，调试前先与家属沟通，依据反馈可以选择相对差耳先行调试。如果不能一次性完成调试，可安排中间休息。每次随访调机可不固定调试侧别的先后顺序，轮替先调试侧别。

三、双侧人工耳蜗间的匹配

无论是开机还是随访调试，双侧人工耳蜗间的匹配对于双耳听觉的效果都非常重要。尤其是响度的平衡，直接关系到双耳声源定位和噪声中的听觉效果。建议在双侧人工耳蜗同时开启实时对话时，使用大中小不同的音量进行测试，例如不同大小的拍手声或对话声，针对不同响度的反馈对映射图中 M/C/T 值进行微调。对于无法给予反馈的小龄儿童，在调试时需要关注两侧映射图的 M/T 值的刺激量是否相近。大多数没有严重畸形的双耳重度或极重度听力损失的儿童，两侧听觉条件差不多，在调试时的反应也很类似。同时建议做客观的辅助检查，如 ECAP、ESRT 等，观察双侧结果的差别以指导双侧映射图的设置。在每次调试前与家长进行沟通，了解孩子近期的听觉表现。以下情况需要引起注意：①孩子是否不论声源来自何方总会转向某一侧；②孩子单独使用一侧的时候，是否在某些音上反应与单独使用对侧时不同；③孩子双侧使用人工耳蜗时对大声感到害怕等。同时在结束调试后建议家长对类似这些问题予以关注。

在双侧人工耳蜗间的匹配上还可以采用林氏六音或普通话七音对言语声主要的频率进行测试。在实时言语状态下，请植入者在听到发声后判断两侧的声音大小，然后根据反馈进行调整，最终尽量达到双侧各频率听起来一致的效果。这种方法对有一定语言能力且调试时配合较好的儿童非常友好，能够很快获得反馈。对于没有系统康复经验的成人（尤其是老人），可以采用单音节或数字的口语给声，对相应频率进行微调。

双侧间的匹配并不仅仅是响度的平衡，双侧听觉的时间差别、音质、音色的差别都需要关注。但也不是所有的差异和不对称感都可以通过参数的调整获得改善，尤其是相继植入的植入者，双耳间的差异可能会持续很长一段时间，需要慢慢适应。

四、调试后的咨询与建议

在声音处理器中分别存入一个或多个程序，可以让植入者通过日常配戴选择最舒适、双耳匹配且听觉效果最好的程序使用。同时开机时的听声感受通常都和植入者期望值不一致，除了要在开机调试前进行期望值的调整，调试后也建议给出对于整个调试过程中的印象并给予鼓励，还可以给出到下次调试之前应多做哪些康复练习，能够达到什么样的听觉水平。除了单侧人工耳蜗听觉功能的练习，还应注意对双侧听觉功能的锻炼，比如对比同一声音两侧人工耳蜗的响度，寻找声源位置的训练。对于低龄儿童，可以先从左右方向的分辨练习开始。

此外在配戴人工耳蜗时需提醒植入者，如无特殊情况应将两个人工耳蜗的麦克风分别置于头两侧同一水平高度。低龄儿童由于耳郭柔软，声音处理器无法配戴在外耳上，多用安全别针别在两侧上衣肩膀处,要注意麦克风朝前,不要将两侧人工耳蜗戴在一起,否则无法发挥双侧优势。

在每次的随访调机后可以安排适合植入者听觉能力的评估,如数量评估(助听听阈、残余听阈)、能力评估[言语识别(包括安静及噪声下)、声源定位]等。但仅靠这些评估,很难全面反映植入者的真实感受,可以增加自我评价问卷。如有可能,也可以尝试皮层诱发电位或中枢兴奋性等客观测试进行验证。听力师应向植入者及家属解释评估结果,提出后续康复的建议,如有需要可根据评估的结果对调试参数再次进行调整,以确保当次调试的最优化。

第九章　指导植入者和其看护者如何配合调试工作

　　是否能顺利进行人工耳蜗调试工作以及如何保证调试效果，除了与调试听力师的知识和技能因素相关外，还与植入者和/或其看护者的相关知识、技能以及他们的主观能动性高度相关。本章以听力师的角度向植入者和/或其看护者讲解人工耳蜗（开机）调试前、调试中和调试后三个阶段需要他们具备的基本知识、技能和注意事项。

第一节　调试前准备

　　调试前准备分为植入者的身体准备、心理（期望值）准备、与听力师沟通事项（问题）准备、物料准备、知识/技能准备五个方面。

一、身体准备

　　调试过程中需要植入者的高度配合，植入者必须保持最佳的身体状态才能做到有效的配合。身体准备包括调试前要有：

　　1. 充足的睡眠或休息　这对幼儿调试而言尤为重要，虽然可以通过客观手段进行调试，但植入者能配合完成主观法调试对于后期的设备使用和效果保证更为重要。

　　2. 恰当的饮食　这同样对幼儿调试非常重要，饥饿或进食过多的幼儿较难配合主观法调试。

　　3. 稳定的情绪　调试过程中需要植入者高度配合，特别是对阈值的判断。这需要植入者有着稳定的情绪，不稳定的情绪可能导致给出错误的反应，从而影响调试值的设定。

　　4. 身体无明显疾患　如果调试时植入者患有发热、中耳炎、上呼吸道感染等疾患，除了可能造成对刺激反应不准确外，疾病的影响也会造成刺激值的不稳定。因此植入者应在身体无明显疾患时接受调试。

二、心理（期望值）准备

　　植入者和/或其看护者对调试工作的心理准备也非常重要。植入者要与听力师建立良好互信关系。植入者通过熟知自身条件和了解手术情况从而对调试过程和预期调试效果树立合理的期望值。

1. 熟知自身条件　要熟知明确影响听声效果的主要因素，这些因素包括：

（1）听觉剥夺时长：听觉剥夺是指双耳达到极重度听力损失且无有效助听干预的时长，语前聋听力损失以年龄、语后聋以发生听力损失后的年份计算听觉剥夺时长。随着听觉剥夺时间的延长，人工耳蜗植入效果呈下降趋势。一般而言语前聋超过 4 岁，语后聋超过 10 年，植入效果均会显著下降。

（2）耳聋原因：一般而言对植入侧存在蜗后病变（如听神经病变）的调试较复杂且效果差，甚至可能表现为无效。对耳蜗严重畸形或骨化的调试困难，效果也不理想。

（3）残余听力：有残余听力，特别是有较多残余听力的植入者一般植入效果理想，但他们往往对声音质量的期望值较高。调试时特别是开机调试时，他们常指出各种听声症状，而这些症状可能随着配戴时间的延长而逐步消失或逐渐适应，且一般不易通过调试改善。此外需要指出的是，无论植入者选用的什么品牌 / 型号的产品，无论手术医师的经验如何丰富，都不能确保植入后残余听力的消失。对此具有残余听力的植入者应有心理准备。

（4）助听情况：一般而言具有稳定助听器配戴史的植入者植入效果较好。但那些长期配戴且助听效果达到平台的植入者（如大前庭水管综合征植入者）在开机时虽然听声效果理想，但往往表示其人工耳蜗效果不如原来配戴的助听器使用效果，且往往对听声质量不满。这种现象一般持续 1～3 个月，我们称这个时期为所谓听声"退步期"。植入者应坚持配戴，对人工耳蜗声音适应后会发现人工耳蜗听声效果优于助听器听声效果。

2. 了解手术情况　了解手术过程是否顺利，电极植入状态等手术相关信息。一般而言手术过程困难、电极植入位置异常会对听声效果造成短期或长期影响。

总之植入者和 / 或其看护者要树立正确的期望值，并应理解与自身条件相比，选用的产品型号、手术、术后调试和康复对植入效果仅起到次要作用。

三、与听力师沟通事项（问题）准备

植入者和 / 或其看护者向听力师反映上次调试后的听声感受和设备使用问题，以及对本次调试的期望值等。可以简单描述听声不适症状，比如是听声尖锐还是低沉，音量是小、中、还是大，哪些音听得不理想（比如常见清辅音的"喝"音）和分辨不好，并指出聆听环境是在嘈杂还是安静环境等。此外还可以反馈听声过程中有无面肌抽搐、疼痛、眩晕和耳鸣等症状。

四、物料准备

为了使得听力师能充分了解植入者的情况，调试特别是开机调试前，植入者和 / 或其看护者要准备好以下资料和设备到调试现场，以备查看和操作使用。

1. 医学文件　包括与听力损失治疗和人工耳蜗植入相关的门诊病历、出院小结（记录）、能反映电极位置的 X 线片或 CT 片等。

2. 开机日记本　植入者和 / 或其看护者对植入者的每日听声感受和变化、康复训练、康复心得等做出记录，如有这样的记录，可以呈现给听力师参考。

3.设备 植入者随身配戴或备用的体外机、遥控器、已充电的充电电池、外磁铁、导线、耳钩、固定器或耳模、产品使用说明书、对侧耳助听器（如有）、FM 系统等辅助助听装置（如有），其他选购配件以及故障检测工具如监听耳机、信号检测仪等。具备这些设备，除了调试所需外，也可以在调试环节得到听力师和 / 或企业工作人员对产品的选配和使用的进一步指导和检测。

4.食品、玩具和影像资料 虽然听力师的工作室会准备玩具和用于诱导儿童的影像资料，但看护者自带儿童喜爱的食品、玩具和影像资料在调试过程中使用则更能帮助儿童的反应条件化和对调试工作的配合。

五、知识 / 技能准备

植入者和 / 或其看护者应充分了解设备，应具备听觉言语康复的基本知识和了解配合调试的注意事项。

1.体外机操作及维护保养知识和技能 应熟悉设备的名称和操作，维护保养方法以及常见故障排查方法。

2.听声（刺激）反应（如放物）技能 看护者应教会儿童配合测听和调试的听声反应，反应越准确，调试刺激值的设置越可靠。

3.了解听觉发展规律 听力正常的新生儿和人工耳蜗植入者特别是幼儿植入者开机后典型的听力发展经历四个阶段，即察觉、辨别、识别和理解。察觉是仅仅能感受到外界有无声音；辨别是能分辨出声音大小、频率高低、语句长短等；识别是能识别出发音者的身份如父亲与母亲发音不同，且能知道是谁在发音；理解是闻其声知其意，也即不但能知道谁在说话，也能在一定程度上听懂其说话的含义。通过了解听觉发展的规律，有助于植入者和 /或其看护者树立（阶段性）适宜的听声效果期望值。

第二节 调试中配合

调试过程能否顺利进行以及是否可以获得理想的调试值，除了听力师的技能外，也需要植入者和 / 或其看护者了解和掌握如何配合听力师的注意要点。以下分为可独立配合调试与需要他人辅助配合调试的植入者两组人群讲解。

一、可独立配合调试的植入者

可独立配合调试的植入者，包括成人和大龄儿童植入者，他们需要做的事情如下。

1.测阈值时 要集中精力听取微弱的声音。有时微弱的声音可能仅是一种感觉，植入者也应做出反应。听力师会重复测试而最终确定阈值。

2.测上限值时 植入者不要因为担心声音太大而过早制止听力师停止上升刺激值。

这样会压缩听声动态范围。但也不要笃信声音越大越好而强忍疼痛或吵闹，使得听力师将上限值升的过高，造成程序不适用或听声疲劳，最终影响听声效果。

3. 测响度平衡时　响度平衡试验不是一种常规调试手段。测试时，植入者要分辨先后听到的 2~3 个通道的声音是否等响或哪个声音大（小）些。

4. 伴有耳鸣时　如果植入者存在耳鸣，且与人工耳蜗刺激声难与区分，则应及时告诉听力师。听力师会调整给声方式，植入者要仔细聆听是否可以将耳鸣声与刺激声区分开来。如果依然无法区分，也要及时告诉听力师。听力师将做进一步的调整直至植入者能区分两种声响。

5. 伴有面肌抽搐时　人工耳蜗植入者如果伴随电刺激发生面部（常见于眼睑、口角）肌肉抽搐，则说明电刺激导致面神经受到刺激。听力师可以观察到典型的面肌抽搐症状。如果面肌抽搐幅度不大，仅植入者自我能感知到时，需要及时告诉听力师，听力师会采取相应措施消除面神经刺激症状。

二、需要他人辅助配合调试的植入者

这包括幼儿、部分老年人和其他因机体或智力障碍而无法理解和配合听力师调试的人群。他们的看护者需要做的是配合听力师做好植入者的工作，如果看护者参与在调试环节中，特别需要注意避免当听到听力师发出电脑音箱声音时，自己的动作表情发生变化而被植入者感知到，从而可能造成植入者的假阳性反应。看护者也不要鼓励植入者耐受刺激以听取更大的声音，从而造成上限值设置过高的问题。

三、调试后事项

调试结束后植入者和 / 或其看护者要做到如下几点。

1. 坚持使用设备　应按照听力师的嘱咐按时改变程序、音量等设置。程序稳定后植入者可以根据自身听声需求选择程序和音量。当然最重要的是一定要坚持配戴。

2. 记录听声体验　通过书写开机日记等方式记录好听声感受和体验。记录不但会协助听力师更好地设定程序，也使得植入者能通过回顾听声变化历程了解自身的点滴进步过程。

3. 接受售后服务　人工耳蜗产品是终身使用的，良好的售后服务和康复支持对于植入者的听声效果体验和设备长期正常使用有极大帮助。植入者和 / 或其看护者要记录售后人员的联系方式，在遇到听声问题时，可及时咨询和排查问题。

4. 听声放物训练　看护者要对不能配合调试的植入者加强听声放物训练，可以通过在家中敲击器物，训练植入者听到声响后做出放物等听声反应。

5. 维护保养和故障检测　植入者和 / 或看护者要学会产品常用维护保养手段和常见故障检测方法。通用的维护保养事项包括：每日（夜间）要干燥（处理器）麦克风，定期更换麦克风罩（具体可以参考企业指引），要用好企业提供的故障检测工具如监听耳机、信号检测仪等工具。

6. 康复训练　总体而言所有植入者都需要接受康复训练,但必须指出,要个性化订制康复训练教程,即要依据不同植入者的特点决定其适宜的康复教材和手段。比如处于言语发育关键期内的幼儿植入者应以家长(主要是母亲)与孩子的日常交流为主。成人语后聋以与家人交流、听取语训软件、聆听有声音视频材料为主。而那些已经过了言语发育关键期的大龄儿童植入者应培养他们养成聆听习惯,纠正不准确的发音。可以结合康复机构的专业康复训练和家庭、学校以及社区支持。对成人语前聋植入者需要鼓励他们坚持配戴设备,肯定他们取得的每一微小进步和帮助他们利用听取的声音在生活工作中发挥作用。

7. 互助团体　鼓励植入者加入植入者互助团体并积极参加团体组织的线上和线下活动,相互交流分享和鼓励。

8. 设备升级　当体外机使用一段时间后,植入者可能面临主动或被动的体外机升级,为此植入者和/或其看护者要做好升级的心理和财务的准备。

第十章 听力师在调试工作中常遇到的问题及解答

植入者或其看护者在调试期间常常询问和人工耳蜗相关的问题,准确回答好这些问题对于植入者的近期和长期使用效果、满意度均会产生重大影响,同时也对听力师自身在植入者心目中的权威性判断有较大影响。以下总结了 12 个常见问题并做出了解答。

一、是不是调试次数越多效果越好?

不是。每位植入者的情况不同,听力师对调试时间的安排具有最终决定权。每次调试都是达到了植入者当时的最佳聆听状态。听力师会根据他 / 她对植入者的程序变化特点和植入者的配合情况以及一般调试规律预约下次调试时间。出现听声效果不佳时,应首先排除设备使用是否得当及设备是否发生故障等,如果依然不能解决,应及时找听力师检测调试。

二、开机多久能简单交流,听懂说话?

这有一定规律,但因人而异。特别是与听觉剥夺时间的长短有关。语后聋植入者听力损失时间越短,能听懂说话的时间就相对越短。有些人刚开机就能听懂部分内容,有些人需要经过几个月的适应,才能很好地与别人交流。

语前聋植入者则需要较长时间适应听声及养成聆听习惯,需要经过康复训练学习语言。如果语前聋儿童处在言语发展关键期内接受人工耳蜗植入,其言语发展过程与出生时听力正常婴儿的发展过程相似。

三、植入人工耳蜗效果会好吗?

效果因人而异。影响人工耳蜗效果的因素很多,最主要的因素有发生听觉剥夺的时长(即双耳发生极重度感音神经性听力损失的时长)、植入年龄、开机时长、听力损失原因、耳蜗结构、康复方法、康复力度及植入者智力等。植入者或其家人可以通过完成"附件 2 人工耳蜗适应证及预期使用效果快速自测题",根据得分情况,预测其植入效果或判断已经植入的人工耳蜗是否达到了预期的效果。

四、体外机如何进行干燥? 注意事项有哪些?

应每天晚上在不使用体外机时进行干燥处理。可用电子干燥盒或干燥剂进行干燥。使用电子干燥盒时应仔细阅读说明书,严格按照说明书操作,切不可将电池放入电子干燥盒内干燥。

五、从程序的阈值、上限值能看出植入者的助听听阈吗?

不能,需要另行助听听阈测试获得。阈值和上限值是刺激电流值,而非声音强度值。每位植入者的阈值和上限值是不一样的。如果人为提高阈值和 / 或麦克风灵敏度,植入者助听听阈值可能反而会降低,植入者会觉得很吵等不适,甚至排斥配戴耳蜗。

六、人工耳蜗调试后是否需要查助听听阈?

有争论。有学者认为没有必要为人工耳蜗植入者进行助听听阈检查,因为通过调节麦克风灵敏度设置可以调整植入者助听听阈的变化。笔者认为行助听听阈检查是有必要的,在条件允许的情况下,尽可能测试助听听阈。原因如下。

1. 植入者特别是儿童植入者很少改变麦克风灵敏度设置。通过助听听阈测试可以验证调试结果,辅助倒查阈值设置是否恰当并做出相应调整。

2. 植入者和其家人非常关注植入术后听力改善情况。通过邀请家人查看植入者助听听阈检查过程和结果,可以非常直观地显示植入者听能的改善程度。

3. 通过助听听阈检查结果也可以帮助排查植入者设备是否发生故障,特别是某些型号的人工耳蜗采用了麦克风保护膜,一段时间(一般为 3 个月左右)后该膜对特定频段产生阻尼而造成该频段听阈提高。这需要结合植入者的主观感受,考虑是否更换麦克风保护膜。

虽然做助听听阈检查是必要的,但一般不建议在开机后 3 个月内而是在开机 3 个月后进行测试,因为植入者需要花时间熟悉其所听到的声音。具体助听听阈检查时间和周期需要听从听力师的安排。注意,助听听阈结果良好,并不代表言语分辨率一定是好的。

七、语后聋植入者需要做语言康复训练吗?

需要。视植入者听觉剥夺的时长采用不同形式的康复训练手段。一般成人语后聋的康复或语训不一定限定在康复中心和聘请康复教师实施,植入者可以学习掌握在各种听声环境下的听声技巧(附录 2),可以通过家人辅导、电脑软件语训以及多与听力正常的人士交流来进行适应性训练。

八、能听到林氏六音,但是分辨不好,是否可以通过调试解决?

可以。可以通过测试林氏六音或其他测听方法了解植入者对各频率声音的辨别,并根据测试结果调整相应通道的阈值、上限值和增益等,改善植入者听声效果,让植入者在最佳聆听状态下学习语言。植入者通过学习,并随着时间的推移会逐步学会分辨各种频率的声音。那些由于耳蜗和蜗后病理因素导致无法分辨林氏六音的植入者,虽然调试可能帮助不大,但仍鼓励植入者坚持配戴听声。

九、通过人工耳蜗和助听器听到的声音一样吗？两个设备有何不同？

有差别。助听器是放大声波信号，依旧使用了中耳传声机制，故听到的声音较"真实"。人工耳蜗是将声波转为电信号，绕过中耳传声机构，直接刺激残存听神经，所以声音可能"失真"。人工耳蜗植入者通过坚持配戴、学习和适应，这种差别会变小。许多语后聋患者最终会觉得人工耳蜗听到的声音与听力损失发生前听到的声音很相似。助听器与人工耳蜗的区别具体见表 10-0-1。

表 10-0-1　人工耳蜗和助听器的区别

区别点			人工耳蜗	助听器
应用范围	病理		耳蜗毛细胞完全或部分坏死	耳蜗有较多毛细胞残存
	听力	裸耳	双耳重度、极重度感音神经性听力损失	单侧或双侧轻、中、重度听力损失
		助听	助听听阈特别是 2kHz 及以上频率的助听听阈值落在香蕉图或言语频谱图外（下）	各频率的助听听阈均在香蕉图或言语频谱图内
工作原理			将外界声音转化为电信号，由植入耳蜗内的电极代替了坏死的毛细胞，直接电刺激位于蜗轴的螺旋神经节细胞体产生神经冲动，再由听神经传到大脑产生听觉	将外界声音放大，刺激残存毛细胞产生动作电位，传到螺旋神经节细胞，再由听神经传到大脑产生听觉
互换、兼容性			陡降型听力图可以同侧配戴人工耳蜗和助听器（混合听力），非植入侧有可助听听力时可以配戴助听器（双模式听力）；人工耳蜗失效后一般不可用助听器替代	可作为人工耳蜗植入前的助听试验，助听器无效或收效不大时，一般可以通过使用人工耳蜗改善听力
配置方式			有体内、体外两部分构成，体内部分需手术植入	一般无体内部分，无须手术

十、人工耳蜗植入者，对侧耳是否推荐配戴助听器，应该何时配戴？

推荐，应尽早配戴。非植入耳有可助听的残余听力时，配戴助听器，双耳双模式干预可以提高声源定位和在噪声环境下言语识别能力。建议尽早在非植入侧耳验配助听器，并与人工耳蜗进行响度匹配，促进其听觉功能的发展。如果植入者过分依赖非植入侧助听器听声，形成助听器侧"优势耳"，则可以采取短期的助听器"剥夺"措施，如在康复语训时暂时取下或关闭助听器。

十一、人工耳蜗植入术后植入体安全使用注意事项有哪些？

1. 应避免磕碰　虽然现代人工耳蜗的植入体是密封的钛金壳体，能耐受外力冲击，但依然偶有因外力撞击导致的植入体损坏。因此植入者特别是儿童植入者应尽量避免有冲撞情形存在的运动，如需参与则要做好佩戴安全头盔等防护措施。

2. 应避免静电 静电超过植入体的抗静电电路防护范围时，植入体电路会遭到破坏。应按照各企业列出的防静电指引做好静电防护。

3. 接受磁共振检查的注意事项 植入者接受磁共振检查前，应明确告知医师体内有植入体，并严格按照相关企业的指引进行检查。一般情况下，由于植入体有金属和磁铁，不能接受磁共振检查。但实践中，对于部分植入体，如果磁共振强度为 1.5T 及以下时，则可以通过绷带加压绑扎植入体表面头皮的方法预防植入体内的磁铁移位而进行检查。如果磁共振强度为 3.0T 及以上时，则需要取出内磁铁后检查。目前也有植入体内磁铁能顺应磁场变化而不会磁铁移位或消磁的设计。

4. 避免带电的治疗 植入者应避免接受任何带电的治疗，如电针、电休克、经皮电神经刺激（transcutaneous electrical nerve stimulation，TENS）等治疗。外源电流可能导致植入体损害甚至造成耳蜗组织受损。如果植入者需要接受手术，术中尽量用电凝而不用电刀。

5. 不同活性（有源）植入体间的干扰 如果植入者同时植入了活性植入体，如心脏起搏器等，只要两个设备距离超过 15cm，一般两个植入体间没有干扰，但要注意相关企业的相关说明，必要时需要技术人员调整相关参数。关于环境因素对人工耳蜗影响的详细说明，请参见附录 3。

6. 如果出现中耳炎或者上呼吸道感染的情况，应积极治疗，避免因中耳炎导致的鼓膜穿孔及其他并发症，进而造成植入体工作异常。对于儿童植入者，父母或者监护人在这方面尤其要多加关注。

十二、人工耳蜗植入者是否容易罹患脑膜炎，如何预防？

统计表明，耳蜗结构正常的人工耳蜗植入者与常人罹患脑膜炎的发病率无差别。但内耳畸形的儿童，尤其是内耳道底与耳蜗之间有骨质缺损，植入耳蜗时会出现"井喷"的，术中应明确封闭耳蜗开窗，预防术后出现脑脊液漏。既往有脑膜炎病史，合并内耳畸形、低龄、免疫力低下等，此类植入者植入人工耳蜗后罹患脑膜炎的风险高，应告诫家长在植入手术前为孩子进行脑膜炎疫苗预防接种，同时注意这类孩子如果有中耳炎或者上呼吸道感染的情况，要尽早积极治疗。

第十一章 人工耳蜗调试案例报告

本章收集了 17 位听力师的 15 个案例报告。这些报告包括了术中异常电极的排查处理，术后蜗外电极的排查和处理，刺激电流值的调整，面神经刺激症状（面肌抽搐），耳蜗 / 内耳道畸形、多重残疾调试以及对植入者和 / 或家人的咨询指导等多维度经验分享。相信通过阅读这些分享案例对人工耳蜗调试工作者将有启迪作用。案例分享顺序以术中检查、术后调试（其中术后按照儿童和成人）为序。

案例 1 人工耳蜗植入术中蜗外参考电极阻抗异常处理

关键词：人工耳蜗植入术中检查、MP1 电极

【案例资料】 家长发现患儿自幼听力语言障碍，既往诊断为双侧极重度感音神经性听力损失，耳聋基因检测结果显示 *GJB2* 基因阳性，1 岁 3 月龄时开始配戴助听器，接受过系统的听觉言语康复。术前评估显示双侧裸耳平均听阈均大于 100dB HL，助听器补偿效果为左耳唇读（看话）、右耳较适合，能简单模仿单、双音节词，CT、MRI 显示耳蜗及颞骨结构无异常，精神智力发育未见异常，无手术禁忌证。于 2 岁 1 月龄时接受右侧人工耳蜗植入术。手术过程顺利，成功植入后进行电极阻抗测试及 NRT，阻抗测试时显示"无法测量阻抗，请检查确认参考电极在液体中或皮瓣被覆盖"，阻抗值显示 MP1 阻抗值显著升高呈断路状（图 11-1-1）。在参考电极周围灌注适量生理盐水后可以正常进行阻抗测试，各电极阻抗值在正常范围（图 11-1-2）。选择代表低、中、高不同频段的 5 个电极进行 NRT，均引出可靠反应并记录到了阈值（图 11-1-3）。

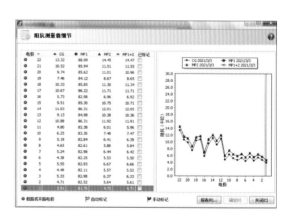

图 11-1-1 术中第一次阻抗测试

术后 3 周开机，各电极阻抗正常（图 11-1-4）。低、中、高不同频段的 5 个代表性电极 NRT 均引出（图 11-1-5）。用听声放物的方式进行游戏测试，获得 1、11、22 号电极的反应

阈，完成了开机调试。术后 1 个月复测，电极阻抗值未见异常（图 11-1-6）及可以引出 NRT 波形（图 11-1-7）。术后对声音反应良好，开机 3 个月时 ITMAS 量表评分 18 分。

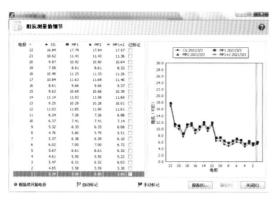

图 11-1-2　术中第二次阻抗测试

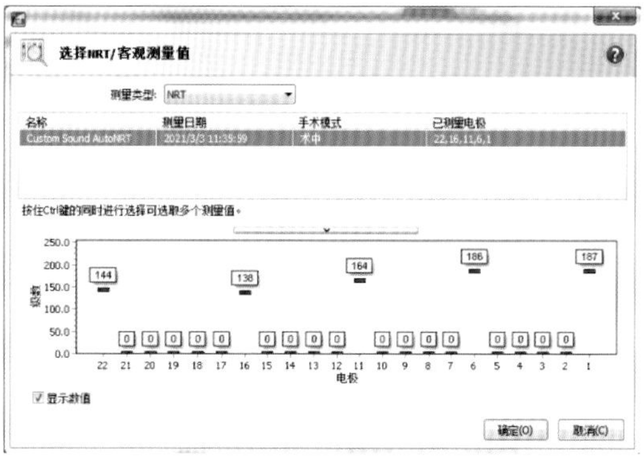

图 11-1-3　术中 NRT 结果

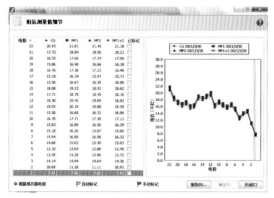

图 11-1-4　开机当天阻抗测试

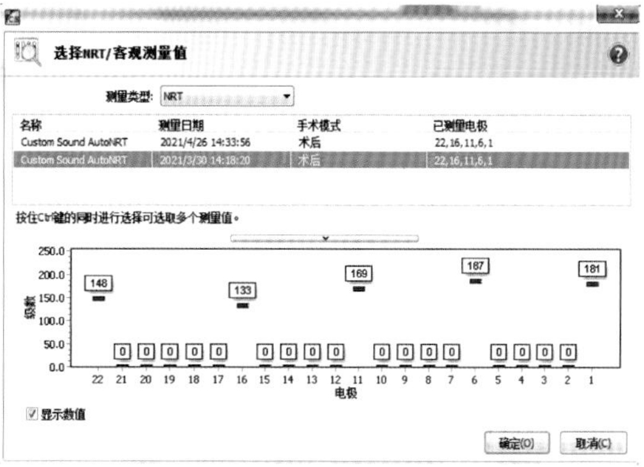

图 11-1-5　开机时 NRT 结果

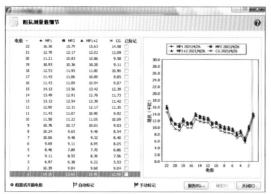
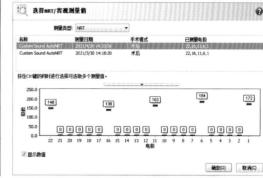

图 11-1-6　开机一个月后阻抗测试

图 11-1-7　开机一个月 NRT 结果

【讨论】　人工耳蜗植入术中对植入电极进行阻抗测试，通过记录各电极的阻抗值，可以协助确定电极系列中的每个电极是否存在短路、断路等异常状态，同时，阻抗值的变化还可反映电极与周围生物组织的相互关系，对手术成功的判断及术后调试具有重要的参考价值。术中检查时，人们一般关注蜗内电极的状态。这个案例提示我们，如果遇到术中阻抗检测无法进行和／或 MP 模式下阻抗值明显增高时，首先要考虑到蜗外电极可能与周围组织接触不良和电极表面附有气体，可以通过以生理盐水灌注在蜗外电极表面以及挤压皮瓣的方法排除空气和增加组织接触。如果经过以上方法蜗外电极阻抗值依然无法恢复正常时，则考虑为蜗外电极发生真性坏损，此时一般需要现场更换植入体再植入，以确保设备发挥最大作用和最大化植入效果。

【案例提供者简介】

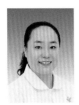

赵春瑞　预防医学硕士，助理研究员，研究方向为儿童听力语言康复，深圳市儿童医院耳鼻喉科听力师。从事儿童听力学工作 18 年，擅长婴幼儿听力损失的早期发现、早期诊断、早期干预及人工耳蜗植入术后调试与康复指导。

案例 2　大前庭水管综合征患者人工耳蜗植入术中检查案例

关键词：大前庭水管综合征、人工耳蜗植入术中检查

【案例资料】　患儿，男，4 岁，双耳波动性听力下降数年，CT 诊断为双耳前庭水管扩大，耳蜗顶转、中转融合，2021 年 1 月来院要求植入人工耳蜗（左耳），使用 CI422 型植入体（科利耳）。图 11-2-1 为术前听性稳态反应（auditory steady-state response，ASSR）检查。

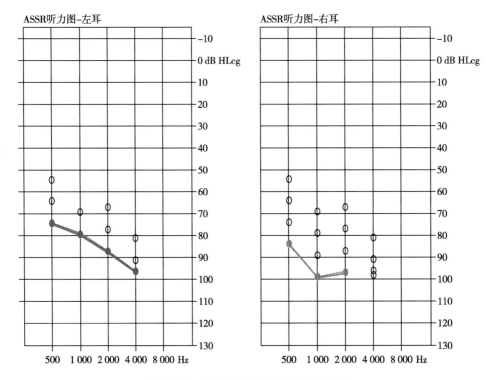

图 11-2-1　ASSR 示双侧极重度听力损失

术后 1 个月行开机编程调试，调试使用 Custom Sound 软件（4.3 版，科利耳）。阻抗均正常，选择 3 个电极进行 NRT 检测。刺激电流脉宽为 25μs。

【讨论】 人工耳蜗植入只是为听力损失儿童听力重建提供了前提条件，必须进行耳蜗调试及听觉言语康复训练，才能获得较好效果。由于 Mondini 畸形耳蜗螺旋神经节细胞残留少，患儿配合能力差，常常会给调试带来困难。单用厂方提供软件"自动记录包"会造成阈值过高或引不出情况（图 11-2-2、图 11-2-3），应考虑手动参数进行调整测试，可以获得满意的 NRT 波形结果（图 11-2-4）。术后 3 个月声场测听助听听阈结果理想（图 11-2-5）。然后通过患儿游戏测试作细致调整确定 T 值、C 值及听觉动态范围，使调试更准确。

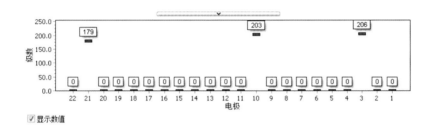

图 11-2-2 用自动软件包测试 NRT，未见明显波形

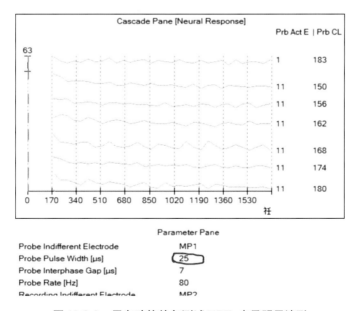

图 11-2-3 用自动软件包测试 NRT，未见明显波形

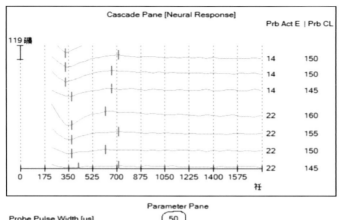

图 11-2-4 通过调动脉宽 50,波形记录满意

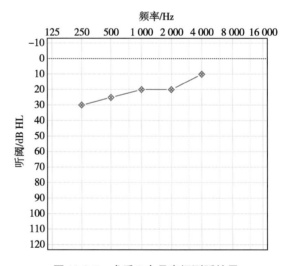

图 11-2-5 术后 3 个月声场测听结果

【案例提供简介】

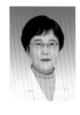

郭素英 主任医师,南昌大学第二附属医院耳鼻咽喉科。研究方向临床听力学。主要从事临床听力检测及人工耳蜗调试、新生儿筛查、儿童听力言语评估及康复的临床研究工作,尤其在儿童人工耳蜗植入者术前和术后调试、疑难耳蜗植入的术后调试、婴幼儿听力评估工作中积累了丰富的临床经验。

案例3　人工耳蜗植入术中检查蜗内电极阻抗异常处理

关键词：术中检查、蜗内电极阻抗异常、开机电极阻抗正常

【案例资料】　患者，男，60岁，语后聋，双侧感音神经性听力损失，听力图为高频陡降型，2 000Hz以上频率听阈大于85dB HL（图11-3-1）。常年双耳配戴助听器，但饱受耳鸣困扰，在医师建议下行右耳人工耳蜗植入术。术前CT、MRI显示耳蜗及颞骨结构无异常，无手术禁忌证。

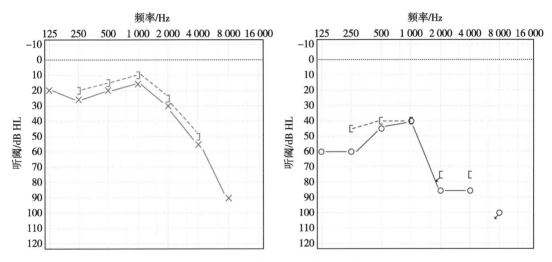

图11-3-1　术前双耳裸耳纯音听力图

术前对植入体进行连接检测，未见异常。手术过程顺利，无反复插拔电极束等潜在损伤电极的操作。成功植入后，进行阻抗测试发现低频段阻抗值在正常范围内，中、高频段阻抗值过高，呈断路状态。异常阻抗电极达13个（图11-3-2）。多次进行电极扫描，并对异常电极进行预刺激（刺激断路电极），阻抗值有轻微变化。选取代表低、中、高不同频段的5个电极e1、e7、e13、e19、e24进行NRM测试，仅e1电极引出波形（图11-3-4）。经与手术医师、企业技术支持商议认为能测得阻抗值，且随着刺激发生变化，阻抗值在35～60kΩ范围内，多是电极假性坏损（可能原因为受累电极表面附着气泡），有望恢复正常。且阻抗正常电极数为11个，基本可以满足术后使用，因此决定不更换植入体。

术后恢复过程顺利，术后1个月开机，所有电极阻抗值正常（图11-3-3）。低、中、高不同频段的5个代表性电极NRM波形均引出（图11-3-5）。调试过程中植入者配合度高，对声音反应良好。选取并获得了e1、e7、e13、e19和e24电极反应阈值，完成开机调试，且植入者反馈耳鸣情况有改善（术前耳鸣主观严重程度的视觉模拟评分为10分，开机时为7分）。

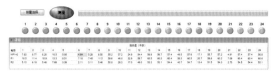

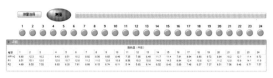

图 11-3-2   术中阻抗测试结果

图 11-3-3   术后开机阻抗测试结果

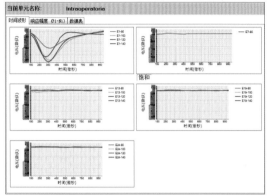

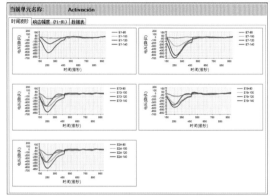

图 11-3-4   术中 NRM 测试结果

图 11-3-5   开机 NRM 测试结果

【讨论】 在手术过程中对植入体进行测试检查工作,确保植入体工作正常。阻抗测试通过记录各电极的阻抗值,便于听力师判断各电极的工作状态,通过绿灯(通路)、黄灯(断路)、红灯(短路)标识便于识别。一般情况下,电极坏损(断路或短路)的数目等于或者大于8个,需考虑更换植入体。但在手术顺利且术前检测过植入体无异常的前提下,仍存在电极与周围组织未良好接触的可能,此案例可知,随着电极在蜗内的时间推移,电极表面附着空气会逐渐排出,从而电极与周围组织充分接触,且能达到预期的电刺激水平。术中电极阻抗发生异常时要仔细查看阻抗值和随着刺激阻抗值的变化。如果阻抗值可以测得且随着刺激发生变化时,可以考虑为假性坏损。如果反复刺激阻抗值均呈无穷大,则可能为电极真性坏损。是否置换植入体需要慎重考虑,由手术团队人员商议确定。

【案例提供简介】

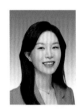

王珏萌   听力师,毕业于浙江中医药大学听力与言语康复学专业,从事人工耳蜗工作 6 年,近 2 年从事国际临床支持工作。

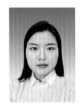

陈乐意(Leyi Chen)   听力师,西班牙全国听力保健和听力师协会(ANA)成员(2833),就职于西班牙 Aural Centro Auditivo 听力中心。

案例4 人工耳蜗电极未植入耳蜗的发现与处理

关键词：影像学检查、蜗外电极、非听性反应、再植入

【案例资料】 王某，男，2012年1月出生，诊断为先天性重度听力损失，未配戴过助听器。于2013年11月接受右侧人工耳蜗植入，植入体型号为CI24RE（科利耳）。

据家长报告，术后1个月开机，声音处理器为Freedom，术后9个月内先后调试十余次。因儿童不配合行为测试故采用神经反应遥测方法进行调试。调试时儿童无不适及其他异常症状，曾做声场听敏度评估，显示人工耳蜗助听听阈为56～60dB HL（图11-4-1）。术后在康复机构进行康复训练，期间家长及个训教师多次反映儿童对声音反应不敏感并反馈给听力师，但当地听力师始终认为调试结果正常，并告知儿童通过人工耳蜗有听觉反应，嘱咐家长加大康复训练力度。

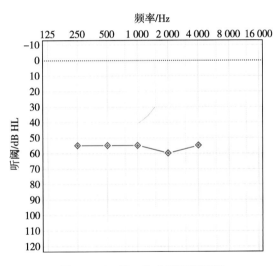

图 11-4-1 第一次术后声场测听

于2014年9月家长经介绍从外单位转到笔者所在中心并说明儿童目前的状态，希望听力师调试时予以注意。2014年9月对儿童进行了首次调试，测试阻抗结果显示在正常范围（图11-4-2）。首先尝试用儿童行为测听方式确定T值、C值，因儿童配合度差，假性反应较多，故改用神经反应遥测（NRT）的方式预估阈值，但各通道均未引出NRT波形。故在原来T值及C值的基础上适当加大刺激量（图11-4-3），现场对儿童进行林氏六音测试，儿童亦无明确反应。查看术后电极位X线片发现电极植入情况不十分清晰（图11-4-4）。后CT检查显示电极未插入耳蜗（图11-4-5～图11-4-6）。家长带儿童回原手术医院于2014年11月行同侧人工耳蜗再植入术，1个月开机后儿童对声音有明显反应，术后调试配合准确。随访得知，儿童听觉口语有显著进步。

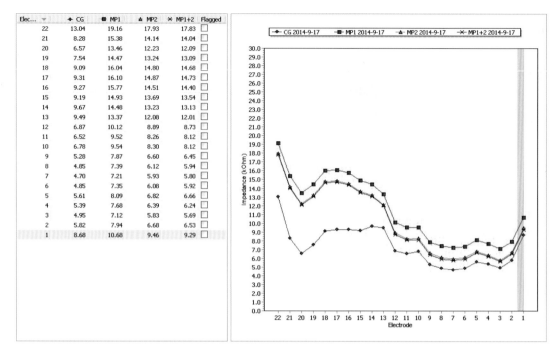

图 11-4-2　术后植入电极第一次阻抗测试

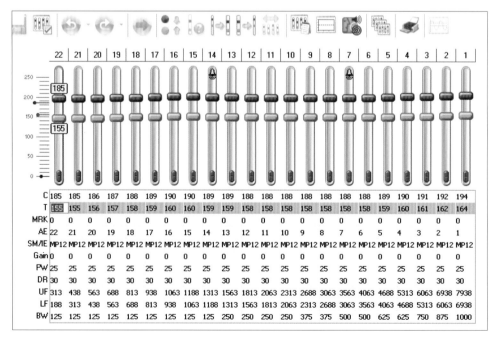

图 11-4-3　术后植入电极 T 值、C 值第一次测试结果

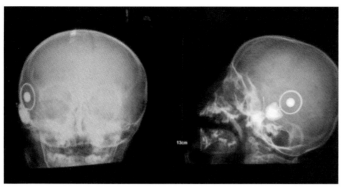

图 11-4-4　第一次术后平片

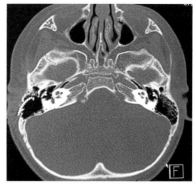

图 11-4-5　第一次颞骨 CT 表现

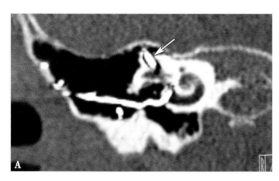

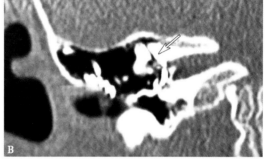

图 11-4-6　第一次术后 CT 三维重建

A. 横轴位；B. 冠状位。

【讨论】　成功的手术是人工耳蜗植入者得到康复的前提条件，目前判断手术是否成功，尤其是电极是否全部植入的主要手段是采用影像学检查的方式（郭素英 等，2006；龙墨 等，2000），但仍存在着部分医疗机构影像学检查因体位、拍摄条件、阅片能力欠佳等因素，甚至未把拍片作为术后常规检查等，使少数植入者即使电极未植入或未全部植入也不能及时发现，而严重影响儿童的康复效果，因此建议手术医院无论手术是否顺利，都应把术后拍片及认真阅片作为一项常规检查。

作为负责术后调试的听力师，主要工作是通过阻抗值测试判断耳蜗产品电极是否出现问题，及通过确定 T 值、C 值（电流刺激量）使儿童保持有效及舒适的听觉效果（郭素英 等，2006；郗昕 等，2000）。通过调试不能直接观察到电极植入情况，但调试时儿童若出现明显的非听性反应，如面神经刺激征可提醒听力师加以注意，但对于无异常反应的儿童仅通过调试判断电极是否正常植入一般难以做到，但有些提示可引起听力师注意，笔者认为此个案可给我们一些提示：①多数人工耳蜗植入者经过一段时间的恢复，电极阻抗趋于平稳并且整体数值比较均衡（银力 等，2009；银力 等，2005），此患儿阻抗值虽然在正常范围，但和多数孩子相比均衡度较差，当然这不意味着绝对有问题；②神经反应遥测所有通道均未引出反应；③对于重度听力损失儿童，即使保守刺激，开机时对突然听到的声音也会有所反应,此患儿未配戴过助听器,开机时无任何反应,仔细观察可看出儿童配合行为测试时基本是假反应;④绝大多数患儿术后 3 个月即可出现听觉理解进步(钱宇虹 等,2008),术后 6 个月应有明显进步,此患儿家长和教师均反映儿童对声音不敏感,无论林氏六音察知和分辨测试还是生活中常用词语理解术后 9 个月均无进步;⑤术后影像学检查作为常规检查不应流于形式,此患儿术后影像学检查有值得怀疑的地方,却未能引起医师和听力师的重视,对可疑病例,听力师应注意阅片或请临床医师进一步阅片确认(Sunde et al,2013)。

【案例提供者简介】

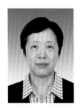

龙墨　听力师,主任医师,中国听力语言康复研究中心原主任,《中国听力语言康复科学杂志》主编。

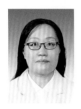

叶红　硕士研究生,中国听力语言康复研究中心听力门诊部医师,长期从事儿童颞骨先天发育畸形的影像诊断和鉴别诊断工作。

案例5　幼儿人工耳蜗植入者调试流程

关键词:幼儿植入者、调试流程和观察、家长沟通

【案例资料】　刘某,男,出生时双耳听力筛查未通过,无听力损失家族史,3 月龄时确诊为双耳极重度感音神经性听力损失。10 月龄时验配助听器,接受听力言语康复训练连续 9 个月,但听力和语言无改善。于 2021 年 3 月到广州珠江医院就诊,经检查符合人工耳蜗植入条件且无手术禁忌证。行右侧人工耳蜗植入术。植入体系 CI512,手术过程顺利。患儿出院前,听力师与家长预约开机时间于术后 3 周进行。叮嘱家长来院时可准备患儿喜欢的玩具、零食、下载有喜欢动画片的平板电脑或手机等。开机当天患儿需睡眠充足、进食早餐。

开机时询问患儿一般情况,了解患儿既往对声音的认识。包括是否配戴助听器及其训练情况,对声音的反应程度及现有的言语能力。向家长介绍开机的大致流程以及调试期间如何引导患儿做出配合及观察患儿的听声反应。为患儿配戴人工耳蜗体外装置(处理器为 CP802),并与临床调试系统连接,输入患儿资料建立调试档案。当调试系统显示已连接植入体和处理器时即开始自动测试电极阻抗。结果显示各电极阻抗均正常。由于患儿较紧张情绪不稳定而配合欠佳,故无法实施游戏测听,采取观察患儿行为变化确定大致阈值的方法。选择 1、6、11、16、22 共 5 个电极分别逐渐增加刺激量,观察患儿的行为变化,如发生与

给声（电刺激）时间相吻合的抬头、停止动作、皱眉，以及眨眼、眼球转动、眼神呆滞等面部微表情变化。由此获得接近阈值（TL）的阈上反应水平，其余电极通过插值调试法确定对应阈值而做出阈值的轮廓线，调整过高或过低的电极阈值，使曲线不过度突兀。将上限值与阈值重合并酌情再度整体降低，以此作为开机的阈值。激活程序实景听声下让患儿试听，保持阈值不变，缓慢逐渐地整体提升上限值，观察患儿反应，适当延长聆听时间令患儿适应，期间嘱家长与孩子对话交流，让患儿认识和熟悉家人的声音，小幅整体提升上限值直到患儿出现不适或紧张等反应。设置上限值在患儿有明确反应且稍伴随紧张感的电流水平上（注意要避免在此刺激量上继续增加从而造成患儿拒戴等强烈反应，如果发生会造成患儿对人工耳蜗设备配戴的排斥而拒绝使用人工耳蜗装置）。创建四个程序，即从对声音开始做出反应到较高刺激电流值，由低至高设定多个（一般为 4 个）不同档次。将调试程序写（载）入处理器，并确定聆听模式，最终完成开机过程。向家长讲解如何使用程序（特别注意避免在每天晨起时更换新程序，而应安排在上下午旧程序使用期间更换）、如何观察患儿的听声反应及做好记录，指导家长对患儿进行游戏训练为下次调试做好准备。植入对侧耳继续配戴助听器，进行"无缝"衔接式的双模式聆听。约定两周后来院调试。

两周后，家长带患儿来院接受第一次随访调试。向家长询问儿童的聆听反应、目前存在的问题、程序使用中有无不适等，并查阅家长笔记。患儿母亲告知患儿对声音有反应，以第四程序最为明显，使用中无不适，但呼唤患儿时反应时有时无。于家中已进行简单的游戏训练，配合不甚理想。声场补偿结果显示 4 000Hz 处为 55dB SPL。通过家长描述和对患儿行为的观察，认为患儿对声音的感知已达到开机目的，初步具备聆听能力，但其对声音反应的灵敏度及注意力的分散是影响患儿聆听的主要因素。因此本次调试的任务就是进一步调整程序并扩展上限值。同时亦需引导家长学会观察儿童反应，捕捉其隐藏的细微变化。连接调试系统并行阻抗测试，结果显示均正常。本次调试通过游戏测听结合神经反应遥测（NRT）来验证阈值。选择 1 号、6 号、11 号、16 号、22 号共 5 个电极分别进行游戏测听，按照"11 号→22 号→1 号→16 号→6 号"的顺序依次测试 5 个电极。测试 11、22 号电极时，患儿配合尚可，1 号电极勉强完成，6、16 号电极因注意力分散而配合欠佳，结果不可信。选择 1 号、6 号、11 号、16 号、22 号共 5 个电极分别进行神经反应遥测，根据"NRT-40 = 阈值"的换算公式（经验值由厂家推荐）获得修正值。将行为反应阈与神经反应遥测的修正值比较，取其最低值作为阈值（表 11-5-1）。于原程序图调整上述电极阈值，用插值调试法确定其余电

表 11-5-1　NRT 与行为阈值

参数	22 号电极	16 号电极	11 号电极	6 号电极	1 号电极
NRT	171	207	201	195	210
修正值	131	167	161	170	155
行为阈	124	182	148	188	167
阈值	124	167	148	170	155

极的阈值,修饰其轮廓线避免过于突兀,由此确定各电极的阈值。于原上限值基础上进行调整且与阈值趋势基本平行,并将此上限值降至较开机水平稍低的程度进行实时聆听。将上限值缓慢逐渐上升至患儿表现紧张不适时,于其间做出 4 个程序图并写入处理器,完成调试操作。向家长进一步介绍设备和程序使用方法,继续通过观察日志记录儿童的聆听情况,加强练习使患儿进一步熟练掌握游戏测听。注意患儿聆听中存在的问题并确定 2 周后来院行第三次调试,建议让患儿开始正式的康复训练。

患儿如约来院接受第二次随访调试。了解设备使用情况,家长诉较开机时已有明显进步,对声音反应明确,实施声场测听获得的助听听阈与患儿反应吻合,希望进一步提升患儿对高频的感受力。连接调试系统并行阻抗测试,结果显示均正常。再行游戏测听,患儿配合较好。修正阈值,上限值随之调整并保持与之基本平行的趋势。根据声场结果及家长反馈,适当提升高频增益。适当扩展上限值,并观察患儿反应。由此做出 4 个程序并写入处理器,完成本次调试。告知家长程序使用方法,嘱其观察患儿反应及配合学校的康复训练。

该患儿后续的随访调试主要通过阻抗测试了解电极工作状态,根据患儿的聆听反应及家长和老师反馈的问题进行调整,使患儿听得更加清晰舒适。

【讨论】 通过本例及日常调试个案的观察和经验,就以下四个方面做出分享。

1. 关于调试方法的制订 患儿手术年龄为 2 岁 3 月龄,术前配戴助听器并接受康复训练但效果不佳。开机初次接触时患儿十分紧张哭闹不止。考虑到患儿无法配合,故开机时的思路是给予其能够接受的声音强度,避免过度刺激,使患儿能够适应所感受的声音,暂不行神经反应遥测,制订的程序偏于保守。第二次调试游戏测听配合仍不甚理想,所测得的阈值不够准确,故参照 NRT 结果综合判定,获得初步的阈值轮廓线。本次上限值有一定提升但仍有扩展空间。第三次来院调试,患儿可配合游戏测听而获得较准确的阈值,上限值亦有进一步的调整和提高,参考声场补偿结果及家长的反馈意见增加了高频增益,使程序的调整更趋精准化。总之,根据开机时患儿的配合状况、助听器配戴、聆听经验以及训练经历等情况可制定计划及大致的调试路线:接受和适应声音→提高对声音的感受能力→尽可能获得准确的阈值并进一步修饰和扩展上限值。每一次调试并非盲目进行而是有明确的目标,由此方能一步步提高患儿的聆听能力。通常调试策略是极具个性化针对不同个体而制定的,由于耳蜗条件、手术状况、以往的康复经历等因素会影响和左右调试进程,因此调试策略非一成不变,将随着患儿的适应和对声音的感受而改变,听力师须根据患儿的反应不断进行调整以期获得较佳的编程方案。

2. 关于调试中的行为测试问题 行为观察和测试是贯穿从开机至调试各阶段的核心内容,可有效获得患儿的声刺激阈值,为建立准确的聆听程序提供重要依据。因此,应指导家长在家对患儿进行"听—放"的游戏训练,为调试做适应性准备。训练中须注意不断变换游戏种类及道具以增加吸引力(如小橡皮球、彩色玻璃弹珠、积木等),避免患儿感受乏味而失去对游戏的兴趣。结果显示,阈值随着测试中配合能力的提升而不断精准。

3. 关于神经反应遥测 神经反应遥测为行为测试提供参考,需结合行为反应阈综合判断以确认阈值。每次调试是否需要进行神经反应遥测建议根据患儿的状况酌情安排。

4．关于家长的配合问题　人工耳蜗植入患儿术后开机及调试期间家长的参与和配合十分重要，直接关系患儿人工耳蜗调试、使用及训练的成效。听力师除通过宣教和指导帮助家长学会装置的使用、游戏测听练习、配合康复训练外，还需引导家长掌握正确的方法和技巧去观察了解患儿对声音做出的各种反应，以便进行客观准确的反馈，为调试提供参考依据，从而获得良好的调试效果。

总之，多次调试工作的目的就是一个追随植入者对刺激需求量的变化和／或逐渐寻求最适合患儿聆听程序的过程。每次调试时，听力师都应以植入者当时的状态和所具备的能力为基础，使其获得尽可能理想的聆听能力。对儿童植入者，家长的参与对患儿人工耳蜗的调试、设备使用和康复训练意义重大。

【案例提供者简介】

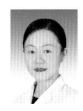

钱宇虹　南方医科大学珠江医院耳鼻咽喉科，主任技师。长期致力于临床听力学及听力康复工作，专业擅长主客观听力学诊断技术。主要从事成人及儿童的听力评价、新生儿听力筛查以及人工耳蜗植入手术前后的听力评估和术后的开机、调试以及眩晕诊断、耳石症复位等方面的工作，已累计调试人工耳蜗 1 500 余例。

案例6　人工耳蜗调试舒适阈的设定对听声效果的影响

关键词：C 值设定、助听听阈、言语识别率

【案例资料】　患儿张某，女，2013 年 11 月出生，诊断前庭水管扩大（双），18 月龄开始双侧使用助听器，同时进行康复训练，因双耳听力持续加重，于 2019 年 12 月行右侧人工耳蜗植入术，植入体型号为科利耳 CI522。

开机后因疫情原因一直在院外进行调试，疫情缓解后，于 2021 年 2 月来医院进行调试复诊。患儿家长主诉孩子对很小的环境声音都有反应，但是听不清言语，且听大声时会出现烦躁的情绪。当地反复调试，助听听阈测试结果满意，但以上症状始终没有改善。调试前行助听听阈（图 11-6-1）及安静环境下言语测听，使用普通话词汇相邻测试词表（MLNT）（表 11-6-1）。电极阻抗测试正常，阈值（T-Level）测试采用听声举手，配合好，结果可靠。在进行舒适阈（C-Level）测试时，由于孩子已经 7 岁，有较好的语言基础，可以进行日常交流。根据患儿的能力，本次采用行为测听（指图），测试发现随着电流刺激量的增加，孩子始终指"声音不大不小，刚刚好"，观察孩子出现皱眉和咧嘴的表情时，仍指"声音不大不小，刚刚好"。停止测试和孩子再次解释如何指图，并和家长进行沟通，家长说每次调试前都会和孩子反复强调："要好好配合调试，不然声音太小了，就听不清，声音大些听得会清楚。"继续进行解释和沟通，纠正家长和孩子的错误观点，直到家长和孩子都明白对声音大小判定的

原则和指图方法,于是继续进行测试,孩子理解后,测试顺利进行。使用新程序进行实景听声测试,孩子自觉声音比之前的程序舒适且柔和,听妈妈的声音也清楚了。使用新程序后进行助听听阈(图11-6-2)及安静环境下言语测听,使用普通话词汇相邻测试词表(M-LNT)(表11-6-1)。结果显示,助听听阈阈值下降,但言语识别率明显上升。

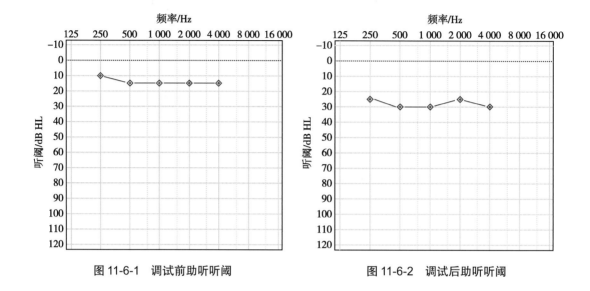

图 11-6-1　调试前助听听阈　　　　　　　图 11-6-2　调试后助听听阈

表 11-6-1　调试前、后言语测听结果,使用普通话词汇相邻性测试词表(M-LNT)

识别率(安静)	双音节易词	双音节难词	单音节易词	单音节难词
调试前	62%	41.6%	45%	36%
调试后	84%	70%	64%	51.5%

【讨论】　本案例的处理过程,给听力师提示如下三点:

1. 舒适阈的设定非常重要　对于舒适阈的概念,每个人工耳蜗厂家对舒适阈的定义并不完全一样,该植入者使用的 Nucleus 系统,其舒适阈定义为"声音大,但舒适"的电流刺激量。对于能明确含义和解释的大龄儿童、青少年及成人,使用指图测试时,建议听力师要通过认真解释使植入者明白每个图的含义,同时结合表情和动作来判断植入者是否指图准确。如果不准确要再进行解释,直到植入者明确并指图可靠。对于不能配合者,可以通过观察表情、动作及客观测试(如 ESRT 等)来预估,但需要注意的是这些观察和客观测试得到的数值应该都是接近不适阈,不能直接作为舒适阈来使用。舒适阈是非常重要的参数,设置过低可能会对言语识别、声音质量和监控自己声音的能力产生负面影响。如果设置过高可能会导致植入者对声音的不适或对设备产生抵触,并影响言语识别和声音质量。

2. 要充分了解助听听阈与言语识别率的关系　首先要明确的概念是助听听阈测试的是对小声强声音的敏感程度,它反映的是听敏度。言语识别能力是反映的听觉功能。人工耳蜗的助听听阈范围在 25～35dB HL 都是适合的,有些家长、老师甚至专业人员认为助听听阈阈值越好,会听得越清楚。但实际上助听听阈与言语识别率不是成正比的关系,影响言语识别率的因素很多,听敏度不能直接等于听觉功能,所以一味地追求好的助听听阈,希望达到正常人的听阈阈值,这些都是存在着一定的误区。所以为了追求助听听阈的效果,舒适阈的值可能会设定过高,虽然助听听阈效果好了,但是孩子的表现就是烦躁,不愿听大声,甚至拒绝使用。其次,我们要清楚地理解人工耳蜗的工作原理,人工耳蜗是通过电信号刺激螺旋神经节产生神经冲动。每个电极会刺激耳蜗特定部位的螺旋神经节产生特定频率的反应,如果电流刺激量过高,不仅可能会出现电极间电场的干扰,还可能会引起相邻螺旋神经节的连带反应,不能做到精准刺激,反而会影响言语分辨。所以这就是为什么这个孩子,舒适阈设置准确后,虽然助听听阈值下降,反而言语识别率上升的原因。

3. 家长存在对听声的错误认识　在这个病例里家长在调试前对孩子起到了不好的暗示,由于家长认识的误区,导致孩子不能正确指图,所以听力师要经常给家长进行专业的科普知识讲解,同时正确指导植入者配合测试,及时发现问题,及时和家长、植入者沟通,尽可能帮助植入者达到最佳效果。

【案例提供者简介】

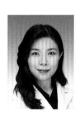

孔颖　首都医科大学附属北京同仁医院耳鼻咽喉头颈外科主任技师,北京同仁医院临床听力学中心人工听觉专业组负责人。从事临床听力学工作近 30 年,在听力检测与评估、人工听觉技术的应用、听力言语康复相关领域具有扎实的理论基础和丰富的临床经验。专业特长:儿童人工耳蜗植入术后调试、疑难畸形耳蜗植入术后调试、低龄婴幼儿助听器验配、双模式调试、助听设备效果评估、听力损失人群心理分析及干预。

案例7　大龄语前聋内耳道狭窄人工耳蜗植入者调试

关键词:大龄儿童语前聋植入者、内耳道狭窄、期望值、调试、咨询指导

【案例资料】　付某,男,2008 年 1 月 1 日出生,先天性听力损失,双侧极重度感音神经性听力损失 4 年,助听器配戴 2 年,助听效果差,术前内耳影像学检查示双侧内耳道狭窄、蜗神经细。术前手术医师反复告知家长术后效果可能不理想,不建议人工耳蜗植入,但患儿家长坚持要求植入。6 岁时行右耳植入人工耳蜗(诺尔康),植入体型号为 CS-10A,术中发现蜗窗部位有骨化,但电极完全植入耳蜗。

术后恢复顺利,于 2013 年 11 月 27 日开机,体外机型号为晨星系列 NSP-60B,开机过程顺利,可以感知环境声音、林氏六音等。开机程序使用默认参数设置(脉宽为 50μs,刺激率为 680Hz),T/C 值与常规无明显差异(图 11-7-1)。

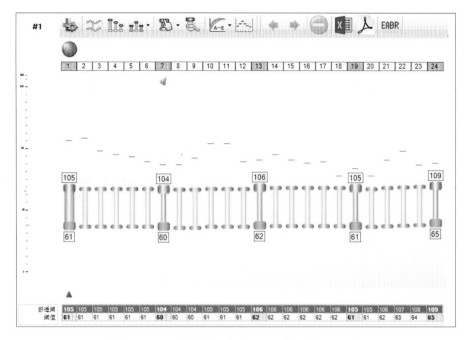

图 11-7-1   开机程序（脉宽 50μs，刺激率 680Hz）

开机后 40 多天进行第二次调试，听声反应较开机时有进步，但植入者配合不佳，程序参数设置及 T/C 值无明显变化（图 11-7-2）。第三次调试时，植入者配合较好，程序参数设置无变化，T/C 值较前变化较大（图 11-7-3），听声反应有提高，各频率反应均可。第四次调试时，家长反映言语康复效果不理想，各种声音均可听见但言语分辨差，遂调整程序参数设置

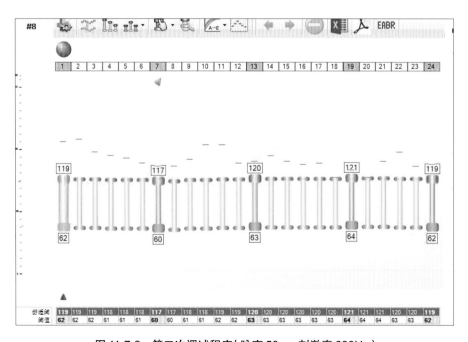

图 11-7-2   第二次调试程序（脉宽 50μs，刺激率 680Hz）

（脉宽 100μs、刺激率 510Hz），重新调试 T/C 值（图 11-7-4）。一段时间后回访，植入者言语分辨较前有提高，但家长仍表示不满意。其后多次调试，参数设置均为脉宽 100μs、刺激率 510Hz，植入者调试配合较好，T/C 值准确（图 11-7-5），设备使用正常，但家长对言语康复效果仍表示不满意，并且康复学校老师多次对家长表示是产品和调试问题，导致家长不满情绪加重。

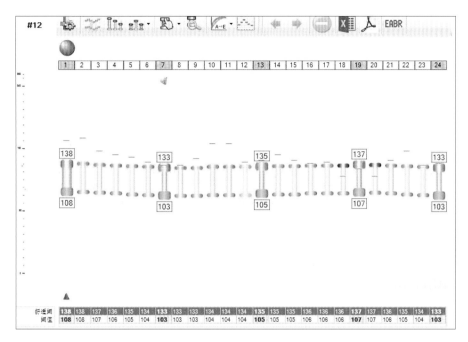

图 11-7-3　第三次调试（脉宽 50μs，刺激率 680Hz）

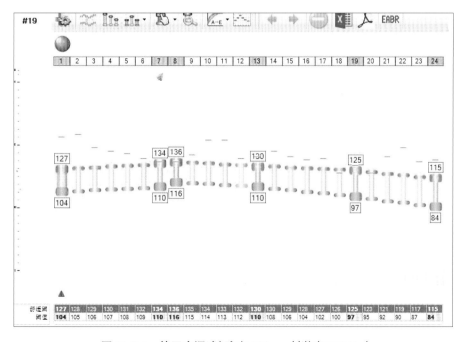

图 11-7-4　第四次调试（脉宽 100μs，刺激率 510 Hz）

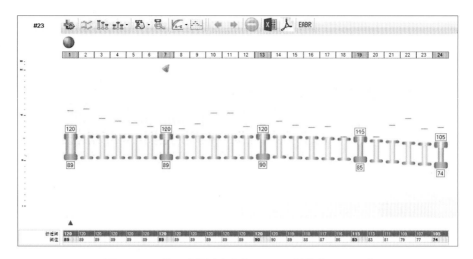

图 11-7-5　第五次调试(脉宽 100μs, 刺激率 510 Hz)

查找效果不理想原因:①患者听觉系统发育情况不良(内耳道狭窄、蜗神经细);②对人工耳蜗使用效果期望值不恰当;③学校康复老师对家长的不恰当引导。

对策及效果:通过多次调试,优化程序。反复多次当面及电话与家长沟通解释患者自身发育情况对术后效果的影响,同时强调长期康复的重要性。鼓励家长积极参与植入者康复训练,多与老师沟通、配合。一段时间后回访得知植入者更换康复学校和康复老师之后,较前有明显进步,对听声效果表示满意,未再表达不满情绪。其后每年常规调试一次。

【讨论】 造成此案例出现不满意的原因包括:患者自身发育条件差,家长期望值不恰当,康复学校老师的不恰当引导。考虑与术前咨询不到位有关。由于术前咨询不到位,植入者家长对术后效果期望值过高,造成术后需要花费更多的时间和精力咨询指导,最终取得满意效果。另外也应把听力师频繁进行调试作为一个教训。因为非必要的频繁调试造成家长误认为调试次数越多,越有可能改善效果,而不愿适应听声和不承认自身原因导致效果不佳。

结论:对于术前检查发现有听觉系统发育异常,可能影响术后听声效果的病例,术前咨询一定要到位,帮助植入者及家属建立合理的期望值。术后开机调试过程中,针对特殊病例要及时调整默认的程序参数,尝试不同参数程序,个体化参数设置程序,以达到 MAP 最优化。同时,术后接受系统、规范的言语康复训练非常重要,可以帮助植入者获得更优化的效果。

【案例提供者简介】

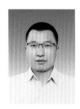

张晓强　曾为中国人民解放军总医院第八医学中心(原中国人民解放军第 309 医院)耳鼻喉科门诊技师,主要从事耳鼻喉科门诊常规检查治疗及听力学检查工作。2013 年入职浙江诺尔康神经电子科技股份有限公司,从事临床技术支持工作,现为诺尔康临床技术主管。多年工作期间累计为近 2 000 位人工耳蜗植入者进行过调试,积累了丰富的人工耳蜗调试经验以及各类疑难问题处理经验。

案例8　听力损失伴多重残疾时人工耳蜗植入者特征及调试

关键词：儿童人工耳蜗植入者、多重残疾、癫痫、人工耳蜗调试、咨询指导

【案例资料】　患儿，女性，在15月龄时因听力损失来院就诊。患儿出生时听力筛查左耳未通过，但家长称孩子对声音可以做出反应。在5月龄时患链球菌性脑膜炎，表现为昏迷、癫痫、脑积水，并于外院行脑室腹腔分流术及抗癫痫治疗。随后患儿对声音的反应发生了变化，对大声音刺激无反应。行听力学检查诊断为"极重度感音神经性听力损失"。9月龄时进行儿童发育评估显示发育极重度落后，符合重度智力障碍的表现。颞骨CT提示，双侧半规管发育畸形，双侧耳蜗内呈现高密度，双侧前庭窗高密度。颅脑MRI提示，双侧半规管、耳蜗及前庭改变同CT检查结果，脑室腹腔分流术后。纯音听阈测试、视觉强化测听、听性脑干诱发电位、听性稳态反应等均未检测到听性反应或未诱发出典型波型。术前无助听器配戴史。于16月龄时植入CI24RE（CA）人工耳蜗（科利耳）。术后X线片，电极位置呈盘旋状，完全植入耳蜗内。

患儿于术后1个月开机，体外处理器为CP810。开机前孩子母亲担心人工耳蜗开机诱发癫痫发作，并对效果表示担忧，为此先期进行安抚和解释工作，消除家长的焦虑情绪。开机时使用常用编码方案（ACE），选用默认参数。因患儿认知能力差，不能完成视觉强化测试。故使用神经反应遥测技术（NRT）和行为观察来综合评判电刺激的阈值（T值）。测试NRT时，当刺激脉宽为25μs时未引出典型波形，后刺激脉宽改为50μs，依次对选中的9个通道进行测试。其中5个通道诱发出NRT波形，分别是第22号、第19号、第16号、第11号和第8号通道。阈值水平在110～140CU。高频通道未引出NRT。考虑到患儿是首次接受人工耳蜗的电刺激，进行T值测试时在NRT阈值的基础上减少50CU，但在低频通道给予刺激时，患儿有惊讶反应的表现，为此再次减小刺激值，然后再逐步增加并同时密切观察患儿的行为表现，获取该患儿的T值。未测量通道的T值水平根据已测量的通道值进行插值设置。考虑到开机当日儿童不能配合完成行为测试，采取在T值的基础上进行全局调整设定C值，将全电极阵列的C值水平设置为T值高10临床单位开始测试，并逐步增加，观察患儿的行为反应和表情。加大到超过T值45CU时，敲击桌面或讲话时孩子才出现眨眼。考虑到该值可能已经超过最大舒适阈值，且患儿有癫痫病史，为避免诱发癫痫发作，在眨眼的数值上减小15～20CU，设置为C值数值，观察孩子未有不适或其他反应。叮嘱回家试戴时，采取反复多次给声和休息交替的方法，让患儿适应耳蜗声音。随着给声次数的增多，逐步延长给声配戴的时间。为方便家长调节患儿听到的声音大小，音量控制范围首次设置为90%，音量控制键设置为最小，调至为1挡，以比在医院明显减小的音量开始试戴，避免出现患儿不适或留下不良印象。

开机一周后进行第2次调机，变换NRT测试的通道，再次使用开机时类似方法测量T值水平。本次调机重点是测试受试者的C值，选择电诱发镫骨肌反射方法（ESR），使用非

植入耳中的声导纳探头,测量了 20、15、10 和 3 号通道。首先获得 ESR 阈值,然后以低于 ESRT 25CU 开始作为 C 值进行测试,在这个强度上基本确定已经降低到受试儿童感到不适的整体水平之下。然后 C 值水平在全局范围内不断增加,但本次控制在低于 ESRT 水平。仔细观察患儿的表现和反应,一般情况下出现屏住呼吸,表现出发呆发愣的面部表情,或身体僵硬等情况下提示接近 C 值水平,应停步增加 C 值。未获得 ESRT 测量值的其他通道 C 值则用插值法设定。接下来,开启声音处理器,将音量控制设置为 5,音量控制范围设置为 20%,并在实时语音模式中评估患儿的反应和表现,无不妥后结束本次调机。随后预约家长下次随访调机时间,以不断增加的时间间隔进行术后调试随访。在每一次的调机过程中,调整 T、C 值逐步达到理想水平,为患儿创造良好的聆听条件。

患儿开机后听觉功能进步缓慢,开机时至开机后 4 个月时评估,CAP 评分为 0 分。这期间患儿需要接受癫痫的治疗,以及脑积水治疗后的定期复查。因多种原因患儿间隔 1 年余未能来复诊。在开机后 18 个月时评估 CAP 评分为 1 分,26 个月为 2 分,最近一次评估时是开机后 36 个月,CAP 评估为 3 分。在开机后 1 年半,患儿开始发声,而且随着时间的增加,发声频率也不断增加,近期还能通过发声来表达自身的情绪或需要。家长反映,随着人工耳蜗使用时间的增加,她的非语言认知能力也逐步得到改善,生活自理能力也得到一定程度地改善。

【讨论】 听力损失儿童中 40%~50% 有额外的医学或发育残疾。这种额外的残疾可能包括但不限于身体残疾、视力障碍、发育迟缓、脑瘫、孤独症谱系障碍、注意力缺陷多动症、智力迟钝和学习障碍。听力损失儿童在生命早期出现两种或两种以上残疾的重合,造成了更复杂的情况,需要更有挑战性的方法来实施干预(Michael et al,2020)。

在儿童人工耳蜗植入的早期,多重残疾儿童通常被排除在人工耳蜗植入之外。然而针对多重残疾儿童的人工耳蜗植入提供了恢复语言能力,和促进神经认知技能系列发展的机会。近年来在语前聋儿童的人工耳蜗植入者中,已经关注多重残障的儿童。但对这些儿童在人工耳蜗植入后能力的发展结果,因所患疾病的影响而难以准确地预测。然而已有研究表明这些有相关残疾的儿童,比如患有孤独症谱系障碍、注意力缺陷/多动障碍、癫痫、视觉和神经运动障碍的儿童,在植入人工耳蜗后他们在言语发展、入学教育、社会交往和适应行为等方面额外获得了收益(SERENA et al,2020),当然不同临床情况的儿童群体中,收益也是呈现不同结果,有些收益可能比较局限。研究表明他们术后康复需要更多的时间和精力,有可能术后一二年后听觉、沟通和非语言认知能力才出现明显改善。由于人工耳蜗植入术后的感觉功能恢复是在听力损失儿童大脑动态发育的背景下发生的,因此人工耳蜗植入术的好处并不局限于听觉系统。从这个意义上来说,多重残疾儿童也不应该排除在人工耳蜗植入适应证外。本例患儿,在人工耳蜗开机和随后的人工耳蜗使用中,没有证据表明有与人工耳蜗相关的癫痫发作,癫痫的发展与人工耳蜗的使用没有明显的关系。

结论:多重残疾儿童人工耳蜗植入手术决策是困难的,了解这些儿童的需求和他们的家庭对手术结果的期望对于为这一特殊的听力损失人群提供更好的支持是至关重要的。人工耳蜗植入对多重残障儿童的沟通和听力能力能带来好处，通过适当的多模式康复，人工耳蜗可以帮助改善多重残疾儿童及其家庭的生活质量。然而这组儿童术后效果的难以预测，提示对他们做出人工耳蜗手术的决策需要进行针对每个个体的单独研究。期待恢复这组特殊儿童群体的听觉，也可能是一种补救措施，有助于在很大程度上减轻他们的其他方面残疾，从而为他们提供机会，使他们过上更富有成就的生活。

【案例提供者简介】

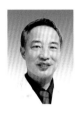

魏朝刚 北京大学第一医院耳鼻咽喉头颈外科，主任医师。自20世纪90年代始一直从事人工耳蜗相关临床和科研工作，特别擅长有关耳蜗畸形、多重障碍和疑难病例的临床处理。

案例9 成人语前聋植入者听声症状及调试

关键词：成人语前聋植入者、面神经刺激症状、调试处理

【案例资料】 刘某，男，27岁，先天性语前聋，双耳配戴助听器20余年，助听效果差，言语可懂度低。术前体格检查示双外耳道通畅，双耳鼓膜完整，标志清楚。各项听力学检查结果如下：①纯音听阈测试见双耳各频率均未引出；②鼓室图见双侧A型曲线；③ASSR见双耳0.5～1kHz均为100dB，余未引出；④影像学检查见耳蜗结构正常。于2021年3月22日左耳植入诺尔康CS-10A（TM）植入体，术中电极插入顺利，术后1个月开机调试，听声反应良好。

开机2个月时植入者主诉出现面肌抽搐症状，具体症状表现为：听到声音后左眼睑抽动，左侧口角抽动明显，关闭体外设备后，上述面肌抽搐症状消失。

植入者使用的是高歌（Enduro）系列体外机，通过监听耳机及信号检测仪检查所见：声音处理器麦克风声音正常，声音处理器与传输导线、传输线圈连接未见异常，故可排除体外设备故障问题。调试过程如下：

1. 连接设备 将植入者的体外设备（声音处理器、传输导线、传输线圈、外磁铁）通过编程线、编程器和USB连接线与电脑连接。

2. 打开最新版本诺尔声调试软件（NuroSound），搜索该植入者姓名查找对应档案并双击打开。

3. 进行阻抗测试，点击阻抗测量按钮，进行阻抗测试，结果显示24电极阻抗数值均在正常范围，通过调取历史阻抗记录对比发现，本次阻抗数值较上次普遍升高（图11-9-1、图11-9-2）。

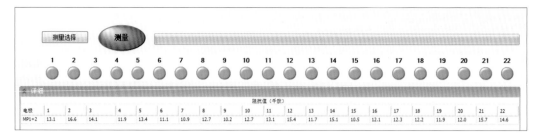

图 11-9-1   开机 2 个月时阻抗测量结果

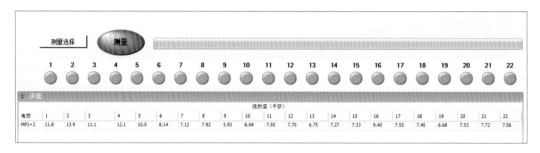

图 11-9-2   开机 1 个月时阻抗测量结果

4. 进行神经反应测试（NRM）   扫描电极采用默认设置（分别是 1 号、7 号、13 号、19 号、24 号电极），刺激幅度根据实际情况设置为 80CU、90CU、100CU、110CU、120CU，其余参数均采用软件默认设置。测量结果如图 11-9-3 所示，7 号、13 号电极引出的神经反应阈值大约分别是 90CU、100CU，1 号、19 号、24 号电极由于饱和未引出神经反应波形，故降低增益至 32dB，重新进行测量，结果如图 11-9-4 所示。1 号电极引出的神经反应阈值为 90CU，而19 号和 24 号电极引出的神经反应潜伏期明显大幅延迟，推测可能非神经反应，具体情况待后续进行单电极刺激时进行进一步验证。

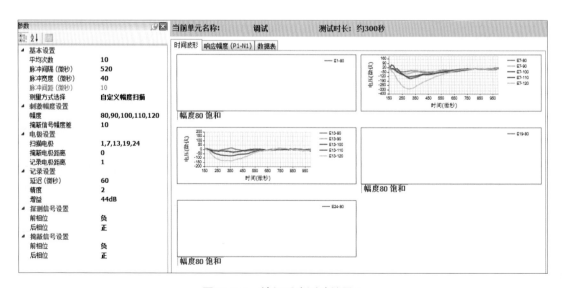

图 11-9-3   神经反应测试结果 1

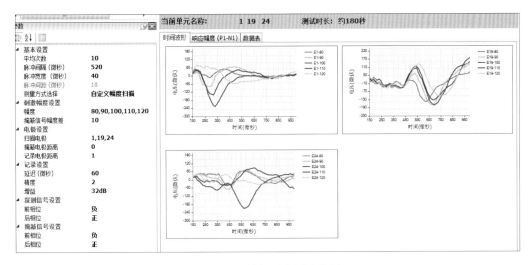

图 11-9-4　神经反应测试结果 2

5. 排查引起面肌抽搐的电极　打开植入者程序，先进入实景听声并由听力师发出林氏六音，观察植入者听声反应及有无发生面肌抽搐，从而初步判断引起面肌抽搐的通道。经过测试，发现在发"s"音时植入者会出现面肌抽搐症状，故考虑为高频通道的电极刺激会引起面肌抽搐。下一步是进行 C 值扫描，以确定具体通道，指导植入者"你将听到一系列不同音调的声音，如果听到某个声音太大、太小或者不舒服，请你及时告诉我。"通过扫描 C 值发现，21 号～24 号电极刺激时会引起面肌抽搐从而导致植入者不适。

6. 测定面肌抽搐值　采用"降十升五"方法来测定 21 号～24 号电极的面肌抽搐值，根据植入者的听声反馈，发现面肌抽搐值低于 C 值，此时应增加该通道脉宽从而降低刺激幅度，但由于诺尔声调试软件无法实现单通道修改脉宽，结合该案例引起面肌抽搐的电极数目不多，这里则选择了关闭通道的方法。调试后的程序如图 11-9-5 所示。

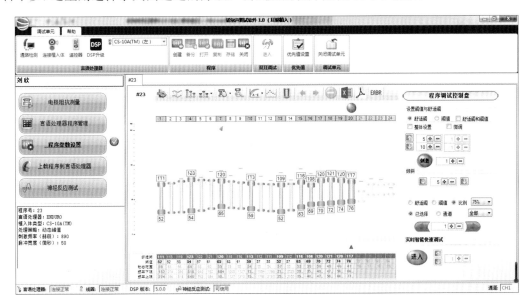

图 11-9-5　调试后程序 T 值及 C 值

7. 实景听声　点击"进入"按钮进行实景听声,此时植入者可以听见环境声音,再次发出林氏六音,面肌抽搐症状消失。然后在植入者的声音处理器麦克风旁近距离大声拍掌、揉搓塑料袋等方法询问植入者感受,植入者反馈声音响度为大声舒适状态,无头晕头痛等不适症状。

8. 保存并上载程序到声音处理器。

通过本次调试处理,主要为排查并处理引起面肌抽搐的电极,植入者的面肌抽搐症状消失,植入者反馈声音响度适中,无头晕头痛等不适症状,达到本次的调试目的。调试后1周进行随访,植入者反馈无面肌抽搐症状。建议调试后1个月和3个月分别进行随访,观察是否再次出现面肌抽搐及其他听声异常情况。

【讨论】　临床工作过程中常会遇到患有特殊病症的植入者的调试,听力师需要熟练掌握对应病症的处理方法,遇到问题及时有效地解决,从而保障人工耳蜗植入者的听声。本案例中我们遇到的是面神经刺激征,指给电刺激时,植入者的植入侧眼睑和口角发生抽搐的症状。人工耳蜗植入者出现的面神经刺激征往往是由于电刺激面部神经所致,分析产生的原因可能是面神经走形的骨壁对刺激电流的通透性变高(如患有耳硬化症等),或者骨壁存在裂隙或缺失以及刺激电流值过大导致。碰到面神经刺激征的案例,我们可以采用扫描C值的单电极排查法,也可采用实景听声时发出林氏六音并观察引起面抽的通道的方法,采用上述方法找到引起面抽通道的电极,可以直接关闭该通道电极,也可尝试增加脉宽,从而降低刺激幅度,观察面抽症状是否消失。

面神经刺激征出现的时机没有特定规律,可发生在开机时,也可能开机时听声正常,在之后的某一时间突然出现,听力师开机前需要全面了解植入者的术前听力情况及耳聋病史(有无耳硬化症病史)、手术植入情况(电极插入是否顺利)、术前术后影像资料(CT或X片),确定电极位置等,如遇到蜗外电极要及时关闭,只有全面掌握植入者的一系列资料,听力师在调试处理过程中才能做到有的放矢,更加精准。

【案例提供者简介】

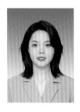

周啟凤　本科毕业于浙江中医药大学听力与言语康复学专业,现就职于诺尔康神经电子科技股份有限公司,期间一直从事临床技术支持工作,主要负责人工耳蜗植入术前咨询、术中监测、术后人工耳蜗开机调试及效果评估,负责专业客户的产品及人工耳蜗调试培训等工作。主要擅长成人及儿童人工耳蜗高级调试、人工耳蜗植入术后效果评估,对面肌抽搐、听神经病、耳鸣等各类复杂病例的调试处理有丰富经验。

案例10　成人语中聋听声症状及调试

关键词：成人语中聋、人工耳蜗植入、惊恐发作

【案例资料】　周某，男性，就诊时年龄26岁。患者自幼听力较差，进行性听力下降20余年，听觉剥夺2年。患者家人代诉患者出生时听力筛查通过，约3岁时可掌握简单双音节词，但语言能力较同龄儿童差，可看口型和文字做简单交流，未配戴助听器和接受诊治。近10年家人发现其听力进一步下降，仅对汽车喇叭和鞭炮声有反应，与家人沟通多为看口型和使用肢体动作。近2年来家人发觉患者对鞭炮声反应也不佳。患者要求人工耳蜗植入以期改善听力。伴有右耳鸣，睡眠欠佳。既往偶有头痛史及晕车史，余无异常。患者可以手势＋唇读交流，性格非内向，对植入人工耳蜗治疗积极主动，与医护人员交流可。双耳郭、外耳道鼓膜检查正常。纯音听阈测试提示双耳全聋，短声听性脑干反应示双耳＞100dB nHL，多频听性稳态反应检查（500—1 000—2 000—4 000Hz，单位为dB SPL）阈值为117—117—117—117（左）、117—117—117—117（右）。颞骨CT检查示双耳中耳、内耳、内耳道均未见异常。头部＋内耳MR（3.0T）示双内耳（含内耳道）、脑部均未见异常。于2017年9月25日行右耳人工耳蜗植入手术，术程顺利，电极全部植入，术中植入体检测正常；无术后并发症，术后6天拆线出院，其间无异常主诉不适。

术后1个月开机，查各电极阻抗值正常，所有调试参数取默认值，植入者能顺利配合进行各电极阈值及C值的调试，开机实时反应良好，无不适。按照C值递增设置程序，嘱按三天一级逐将C值增大进行适应。调试后使用第一个程序（C值最低）嘱到医院周边走动感受实时声音环境刺激，10分钟后返回调试室中，无不适，手势表达声音大小合适可以适应。

3个月后家人诉植入者无诱因突然出现阵发性右颞部剧烈头痛、头痛放射至头顶部及枕部，伴有眩晕和右耳鸣，大口喘气状、视物有模糊感，无恶心呕吐，意识始终清醒，症状持续十分钟后自行缓解，未做特别处理也未求治。之后过了2周再次出现发作，家人诉其有"语无伦次"、情绪不稳并哭泣，程度较上次更加严重。当天就诊当地医院行头CT检查，报告无异常，但植入者自诉四肢无力、腹痛、不能行走，休息后症状可以自行缓解。急诊予以改善微循环、营养神经等药物静滴（具体不详）治疗后缓解。当地脑电图检查未见异常，急诊头颅CT检查示右侧颞叶软化灶，遂转入笔者所在医院。入院后追问病史，植入者家人诉上述发作后已停用外机，依赖唇读＋手势＋文字可以交流沟通，植入者诉自我感觉右耳的人工耳蜗植入体有"坠入"颅内感觉，有耳鸣，且时有骤然大声，伴头痛。检查见神智清，双耳郭、外耳道及鼓膜均正常，四肢活动正常，植入体整合测试、阻抗测试均正常，植入者对给声的神经反应遥测及T值、C值测试均表示恐惧并明确拒绝，故未进行。颞骨CT检查示右耳电极及植入体位置与术后当时检查比较无变化。神经内科专科检查均正常。出院返回住处，未戴机。3天后，家人诉其在家再次出现晕倒（具体情形描述不详），当地医院行经颅脑

血流图、脑电图检查,示脑血流图正常,临界脑电图。再次返回住院,患者神志清楚,对在家中"晕倒"的过程不能具体描述,全身无外伤,查房见到医护时情绪较为激动,对病房同住其他植入者交流情绪尚可,食欲正常,夜间能入睡但睡眠时间较短。住院 2 天后进行 24 小时动态脑电图检查示中度异常脑电图(右侧前区、额中线痫样放电)。神经内科会诊后结合病史未诊断癫痫、未予抗癫痫治疗,仅予以维生素 B_1、谷维素等口服,阿普唑仑 0.4mg 夜间睡前口服一次,住院观察 2 天无发作予以出院,带药维生素 B_1、谷维素及阿普唑仑 14 天。出院 1 个月、3 个月及 6 个月后电话随访家人,诉植入者情况稳定无发作,未配戴外机,无外出工作,睡眠、饮食及行动正常。

2 年后植入者家人主动联系听力师,述因为植入者需外出间断工作,因无法言语沟通有所不便,故在家人劝说下植入者愿重新试戴体外机。返院后行电极阻抗检查,均显示正常,植入者无不适,故先从 12 号电极电流级 40CL 开始给予刺激,并逐渐增大电流级,植入者均能配合,期间有少许情绪不安,予以安慰后可继续调试,逐渐调试所有电极,开机前再将 C 值总体调低 50%,植入者诉声音小可以调大,遂逐渐调大 C 值至其感到舒适值。调好后与家人交流 20 分钟无不适后嘱其在家人陪伴下在医院附近环境走动适应,半小时后返回调试室,植入者无不适,遂返回家中。隔天电话随访家人诉植入者情况正常,1 周后再次随访情况正常。暂到目前时间为止,植入者距再次使用人工耳蜗系统已有 2 年,现人工耳蜗系统对听力补偿良好,能外出工作。

【讨论】　植入者为自幼听力差,疑为语中聋。幼时因听力差成绩不佳,虽是小学毕业但日常文字交流仍有障碍,多数时间均赋闲在家,能使用电脑上网及打游戏。从植入者受教育水平及社会经历看,其文化程度较低,自我认知及自控能力均可能存在缺陷,对人工耳蜗手术治疗及康复过程的了解也不全面,这可能与植入者术后惊恐发作在认知层面上的缺陷有关。植入者虽然进行植入人工耳蜗手术是自愿行为,且手术顺利,开机时表现也正常,也能按要求使用人工耳蜗,但由于整个住院手术治疗过程仅有短暂 5 天,植入者可能对这一手术所带来的效果和身体感觉的改变并没有很有效的接受和适应,且植入者周围生活环境及亲朋好友对人工耳蜗的认知也存在知识方面的欠缺,不排除出院后某些场景刺激了植入者,使其出现应激情况引起躯体精神障碍直至惊恐发作。

植入者在未配戴人工耳蜗 2 年后再次成功开机听声且表现良好,可能与其在网络上逐渐了解人工耳蜗的康复过程及有了需要听声工作的高度动机及家人支持有关,这也从另一方面说明即使较长时间未使用植入体,植入体电极状态仍可保持正常并能重新启用。本例的康复过程还提醒我们对成人、文化水平较低的备选患者,需了解其精神心理方面有无异常并及时进行处理,必要时可暂缓使用或采取较长时间渐进式的方法提高人工耳蜗的听声效果。

【案例提供者简介】

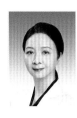

刘敏 副主任医师,医学博士。长期从事耳鼻咽喉科专业,主要研究方向为临床听力学、耳专科及眩晕专科。擅长于各类型中耳炎、听力损失、耳鸣、眩晕、周围性面瘫及人工耳蜗调试和术后康复指导,尤其对突发性聋、梅尼埃病、耳石症等疾病诊治及遗传性听力损失的遗传咨询具有较丰富经验。

案例11 成人人工耳蜗植入者听声症状及调试

关键词:成人植入者、听觉剥夺时间久、蜗外电极、面神经刺激症状、调试、咨询指导

【案例资料】 患者谭某,女,28岁,因"听力下降24年"来诊要求人工耳蜗植入,家人诉患者4岁前听力正常,会说话会唱歌,因"发热打针"后听力差不会说话至今,从未配戴助听器,主要沟通方式为手语或手势。术前听力评估:①纯音听阈测试示双耳气骨导最大强度均未引出,双侧ABR均>99dB nHL,双侧ASSR均>100dB HLcg,DPOAE/CM/声反射双侧均未引出,双侧鼓室图均为Ad型;②耳聋基因筛查阴性;③听觉言语能力评估,CAP为0级,不能感知环境音,SIR为1级;④影像学评估见右侧颈静脉窝高位。

术前诊断:①双侧感音神经性听力损失(极重度);②语后聋。于2019年8月28日予"右耳人工耳蜗植入术",植入型号为晨星人工耳蜗系统(诺尔康),手术顺利,伤口Ⅰ期愈合。

1. 术后1个月开机 阻抗正常,因植入者尚配合,通过行为测试法测出T/C值轮廓,予C值渐进增大的4个程序(图11-11-1),未改变各默认参数。林氏六音察觉不理想,嘱其先回家适应。

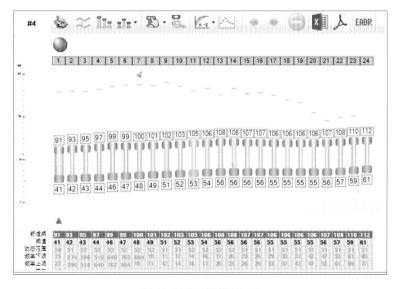

图 11-11-1 开机 Map4

2. 术后2个月第二次调试 能坚持配戴助听器,诉能感知声音,但很小声。查:阻抗正常,高频区电极C值刺激时出现右颈侧痛和右眼角抽动,予降低C值关闭e24电极后前述情况改善(图11-11-2),根据激活后听声情况微调,设置两个渐进程序(图11-11-3),声场测听各频段助听听阈虽未进香蕉图(图11-11-4),考虑林氏六音测试结果尚可,暂不予调整。复查术后颞部CT示右颈静脉窝高位,紧贴蜗底,蜗外电极紧邻面神经(图11-11-5)。

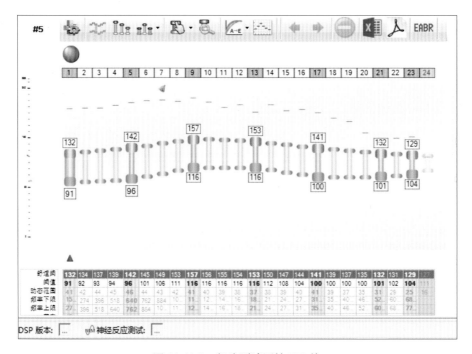

图 11-11-2 行为测试原始 T/C 值

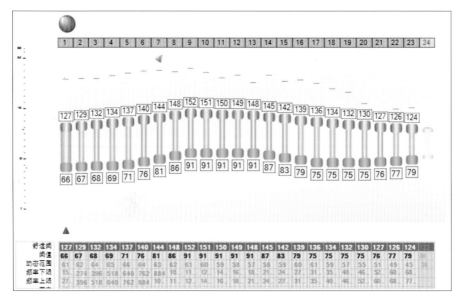

图 11-11-3 微调后的 MAP

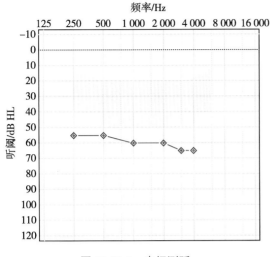

图 11-11-4　声场测听

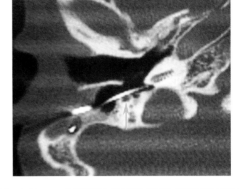

图 11-11-5　术后颞部 CT 可见面神经管垂直部(↑)

3. 术后 3 个月第三调试和术后 10 个月第四次调试　仍诉能感知声音,但小声且不清晰,强声刺激时右侧颈痛眼跳。阻抗结果正常,通过单个电极刺激发现 e1/e23/e24 三个电极高 C 值刺激右侧颈痛眼跳明显,予关闭,并将脉宽增至 100μs 后(图 11-11-6),颈痛、眼跳改善。林氏六音尚可。声场测听尚可(图 11-11-7);听觉言语能力评估示 CAP1 级能感知环境音,SIR1 级;语言表达处于前语言阶段。

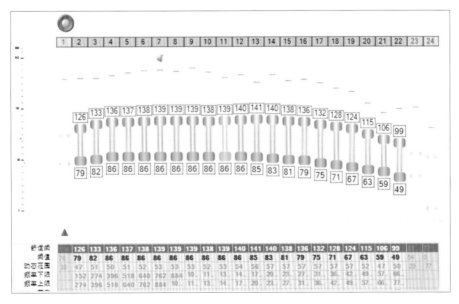

图 11-11-6　术后 10 个月的 MAP

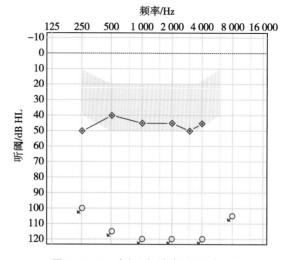

图 11-11-7　声场测听（术后 10 个月）

【讨论】　该植入者有以下特点：①成人语后聋但听觉剥夺时间久远，术前听觉言语能力差，术后言语能力进步慢；②高强度 C 值刺激会致术侧眼跳颈痛；③有蜗外电极且紧邻面神经，电刺激引发面肌抽搐。

植入者自年幼起听力丧失 24 年，加之未配戴助听器，所以术前听觉言语能力基础差，有文献报道，成人语后聋 10 年以上的，会明显影响术后效果，由于该植入者听觉剥夺时间久远，所以需要花费更多时间适应声音。虽然进步缓慢，甚至收益有限，但结合唇读，依然会有助于提高其生活质量。

对于成人植入者调试，要结合植入者的阻抗、听神经反应遥测、行为测试 C/M 值及 T 值以及激活后的听声感觉综合设置。该植入者高强度刺激时发生的面肌抽搐，考虑是由于电刺激面神经所致。对于面神经刺激调试的解决方案，可通过关闭蜗外电极、程序重排、增加脉宽或降低刺激量、选择性关闭相关电极等措施可消除绝大多数植入者的面神经刺激，该植入者的面肌抽搐则通过增加脉宽后的 C 值逐一刺激寻找引起面肌抽搐的通道并关闭得到一定改善。但要注意随着电极的关闭或刺激程度的降低，听力改善的程度可能随之下降。

【案例提供者简介】

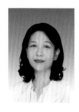

陈平　主任医师，硕士研究生导师，广西医科大第一附属医院耳鼻咽喉 - 头颈外科听力学组组长，主要从事临床听力学及耳内科疾病的诊断和治疗，擅长听力损失、耳鸣及眩晕的检测、结果分析、诊断及非手术治疗、康复指导，人工耳蜗植入术前评估、术后调试和康复指导。从事人工耳蜗调试工作 17 年，为 1 800 余名植入者调试过耳蜗。

案例12 成人双侧人工耳蜗植入调试

关键词：成人双侧人工耳蜗、听力补偿、调试

【案例资料】 罗某，男，1999年出生，先天性重度听力损失，自幼听力下降。明确为 *GJB2* 基因导致听力损失。医学影像学检查示双侧耳蜗发育正常。1岁开始配戴助听器，在康复中心接受康复训练，6岁时进入正常小学就读。但助听效果不佳，助听下评估言语得分为20%（具体材料和方法不详）。康复模式为家庭康复，直至小学毕业。升入初中后因学习内容增多，听觉需求增加，而要求人工耳蜗植入。2013年在解放军总医院左侧（听力较差侧）接受人工耳蜗植入，术后为双模式听力干预，即植入者左侧人工耳蜗，右侧助听器。

术后人工耳蜗助听下单音节词60dB HL给声（心爱飞扬言语测听材料）评估言语识别率为50%。2019年进入大学学习阶段，为了更好的听觉效果，植入者选择相继右侧人工耳蜗植入。自2019年至今为双侧人工耳蜗配戴模式。植入者术前裸耳和助听听阈测试结果如图11-12-1、图11-12-2。术后植入体阻抗测试未见异常，调试参数无特殊设置（图11-12-3～图11-12-6）。

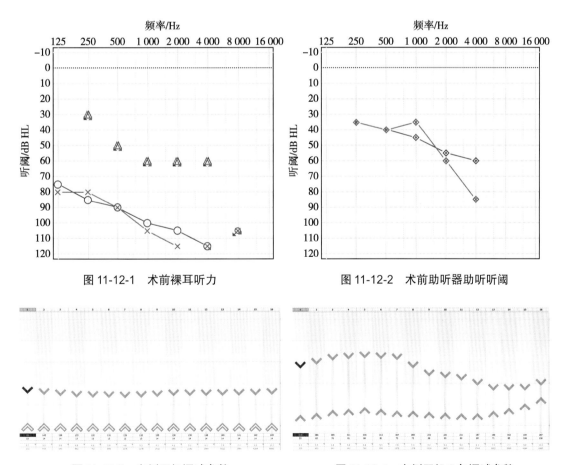

图 11-12-1　术前裸耳听力　　　　　　图 11-12-2　术前助听器助听听阈

图 11-12-3　左侧开机调试参数　　　　图 11-12-4　左侧开机6年调试参数

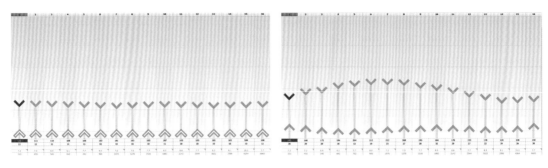

图 11-12-5   右侧开机调试参数   图 11-12-6   右侧开机 1 年后调试参数

2020 年双侧人工耳蜗使用 1 年后植入者和家长反映效果下降,对高频声音不够敏感,再次来医院调试,调试前配戴人工耳蜗进行声场助听听阈测试发现左侧耳蜗高频 6 000、8 000Hz 补偿在 40~60dB HL(图 11-12-7),排查声音处理器、麦克风等设备确认工作正常。调试中增加左侧人工耳蜗相对应的高频电极电刺激量和电刺激脉宽,植入者的高频听敏度仍无改善。选择关闭高频的两个通道后,调试软件频率通道自动重新分配。再测声场下左耳人工耳蜗助听听阈测试高频效果改善,各频率补偿均在 20~30dB HL(图 11-12-8),植入者主观反馈辨听能力提高,音质更清晰。双侧人工耳蜗使用 1 年且调试合适后评估结果:SIR 达到 4 级(连贯言语可以被不熟悉的人听懂),CAP 达到 6 级(不借助唇读可以理解交谈内容)。声场下助听听阈和言语测听结果如表 11-12-1 所示。

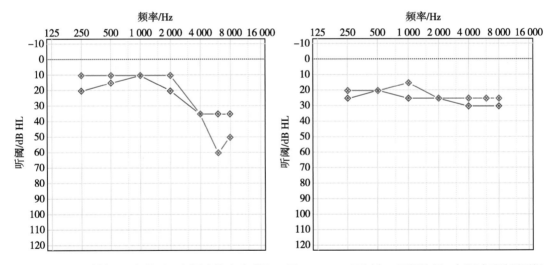

图 11-12-7   双侧人工耳蜗使用一年调试前助听听阈   图 11-12-8   双侧人工耳蜗使用一年调试后助听听阈

表 11-12-1   双侧和单侧使用人工耳蜗言语识别率

识别率	单音节词	双音节词	安静下语句	噪声下语句(+10)
双侧	76%	75%	96%	34%
左侧	46.7%	63%	74%	32%
右侧	66%	60%	45%	45%

注:测听材料为心爱飞扬言语测听,给声强度为 60dB HL。

植入者反映上课学习时，由于教室等较大空间或距离较远，人工耳蜗听声质量下降，聆听困难，推荐植入者使用无线麦克技术，植入者双侧配戴"络易聆"无线设备在噪声环境下言语分辨能力测试结果如表 11-12-2：噪声下言语识别率提高了 18%，不同信噪比结果中噪声提高了 15dB HL。

表 11-12-2　采用听觉辅助装置后言语测听结果（侧方噪声，前方信号）

参数	信噪比 +10	信噪比 +5	信噪比 0	信噪比 -5	信噪比 -10
使用无线麦克	52%	64%	30%	34%	18%

注：使用心爱飞扬言语测听材料。

【讨论】

1. 对于重度以上的听力损失植入者，双侧植入的效果明确优于单侧植入，从该植入者自身的使用经历提示双侧植入的效果也优于双模式效果，临床中对于有一定残余听力的植入者，选择单侧植入、双侧植入或双模式听力干预方式可以根据患者实际听声效果与植入者和其家属讨论。

2. 该植入者的母亲在孩子 20 年的听力语言康复过程中投入了极多的精力和时间，母亲自己已经有丰富的听力语言康复经验。但是面对植入者聆听效果的局限性，最终在孩子 20 岁时选择了双侧植入，而且从中受益。给我们的提示是，面对听力损失植入者尤其低年龄的听力损失儿童，作为听力师应该根据植入者的听力损失程度和助听效果，考虑植入者更长远的干预效果和收益，而不应该局限在目前助听器或人工耳蜗的效果，当然，听力师和医师能做的是起到专业的指导和提示，最终的选择还应该植入者自己或其父母及监护人来做决定。

3. 人工耳蜗植入术后调试对人工耳蜗的效果影响是毋庸置疑的，听力师需要具有专业性、还应具有丰富的临床经验，尤其当我们面对的是没有听力语言基础的儿童时，耐心、细致的观察，得到植入者对声音一丝一毫的反馈都是非常珍贵且对调试参数设置有意义的。听力师需要从与植入者充分的沟通交流中获得植入者的反馈细节，调试结果不仅要求准确性，还要求耐用性。不断尝试变化应有的参数，才能得到最适合植入者的参数设置。当植入者感受和使用效果出现变化和需求，还需要再次调试来改善和解决。

4. 人工耳蜗的干预效果虽然是目前能为植入者提供的最佳听力选择，但是由于人工耳蜗电刺激动态范围远远小于人耳实际的功能，人工耳蜗存在很多仿生技术瓶颈，例如麦克风的声音获取无法精确判断噪声源和信号源等，很多植入者反馈在噪声环境下的听声质量差。人工耳蜗也受声源定位、距离、声音精细处理差等限制。听力师可以建议植入者使用辅助设备，例如电话、音乐、无线麦克等附件设备，尽可能提高植入者在复杂环境下的听声效果。

5. 随科技的发展，人工耳蜗技术也在不断更新和提高，这也要求听力师不断学习新的内容，更新提升专业能力，在调试临床与植入者沟通中需要听力师有与低龄儿童的互动能力和观察能力。面对成人患者需要充分与其沟通和交流、调整植入者及家属期望值，这要求听力师掌握一定的心理学知识和与人沟通的亲和力，面对植入者和家属提出的康复需求问题，又要求调试听力师有一定的康复教育、语音、语言学的知识储备。所以国外学者提到"人工耳蜗调试是一门艺术"的说法。某种意义上来说，会操作调试软件就会调试了，但是要做到调试效果好，让人工耳蜗植入者聆听到更加接近"自然声"的效果是很难的，对调试听力师的要求相应高了很多。

6. 双侧人工耳蜗植入效果优于单侧，临床已证明有诸多优势。一侧植入后相继植入对侧人工耳蜗临床患者数量逐年增长，双侧调机，双侧听声效果对称匹配需要调机听力师更多调试时处理和思考。例如对侧开机时间，双侧匹配时机，如何平衡双侧听声感受。而双侧植入人工耳蜗调试后的疗效评估临床常见于声场下助听听阈、声源定位和言语分辨能力评估，根据患者主观反馈发现在对侧开机到双侧协同的一段时间内即使患者新植入侧耳蜗言语率得分较低，但是患者主观感受新植入侧的帮助或双侧协同下听声感受和助听效果明显提高。这也提示对于双侧人工耳蜗疗效的评估也应扩展更多主观问卷，助听效果收益问卷及客观中潜伏期诱发电位或听觉皮层中枢等方面测试。

调试工作者见证了许多家庭在听障儿童第一次听到声音吓哭而兴奋幸福的时刻，陪伴家长一起走过难熬的康复阶段。在成人语后聋者在人工耳蜗开机"秒懂"，而一同感叹人工耳蜗技术的"神奇力量"。听力师因为人工耳蜗技术收获了植入者及其家属的认可和信任。作为听力师，我们感谢人工耳蜗，让我们有机会帮助听力损失患者走出无声世界，聆听到无数丰富多彩的声音，不但可以欣赏音乐还可以大声歌唱。希望人工耳蜗技术加快发展，帮助越来越多的听力损失者。

【案例提供者简介】

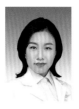

洪梦迪　解放军总医院耳鼻咽喉头颈外科医学部、解放军总医院第一医学中心，听觉植入中心主管技师，多年从事听力学和人工耳蜗植入术前、术后工作。专业方向为儿童听力学、人工耳蜗调试、助听器验配、听力语言康复、言语矫治。

案例 13　成人语后聋双侧人工耳蜗植入听声症状及调试

关键词: 成人语后聋、双侧人工耳蜗植入、听声症状

【案例资料】　患者董某，男，63岁，因"突发性聋"来诊要求双侧人工耳蜗植入。诉3年前双侧出现听力损失下降的情况，纯音听阈测试见双耳气导平均听阈75dB HL。开始双侧配戴助听器，近1年来助听器效果变差，几乎无效。主要交流方式为书写或唇读，无耳鸣病史。

术前听力学评估：①纯音听阈测试见左耳气导平均听阈 100dB HL，骨导最大值未引出，右耳气导平均听阈 95dB HL，骨导最大值未引出；②双侧 ABR > 85dB nHL，双侧 ASSR > 90dB HLcg，DPOAE/CM/ 声反射双侧引出正常，双侧鼓室图均为 Ad 型；③双侧助听后平均听阈大于 85dB HL；④听觉言语能力评估，CAP 评分为 1 级（即仅对非常大的声音能做出反应），SIR 评分为 5 级（言语能力正常）。患有高血压，在药物控制下血压稳定，无明显其他疾病。

术前诊断：①双侧感音神经性听力损失（极重度）；②语后聋。遂行双侧人工耳蜗植入术，植入型号为诺尔康晨星人工耳蜗系统，手术顺利，伤口愈合良好。

术后 1 个月开机，所有电极阻抗值正常，因植入者配合良好，通过行为测试法测出双侧 T/C 值轮廓，在实时模式下对双侧进行平衡性调整，予 C 值渐进增大的 4 个程序（图 11-13-1），未改变默认参数，环境声识别不理想，建议回家继续适应听声。

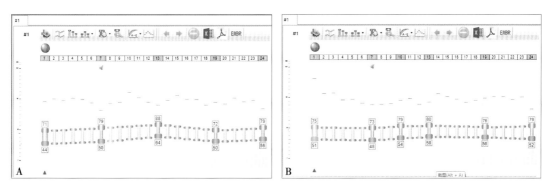

图 11-13-1　开机时双侧程序截图

A. 右侧；B. 左侧。

术后第 2 个月进行调试，自诉配戴耳蜗后能够听到环境中的声音，但是声音偏小。查：阻抗测试正常，各电极刺激未发生明显异常，根据植入者的实际聆听情况，调整双侧 T/C 值，并设置两个渐进程序（图 11-13-2），考虑到植入者对于环境声接受度尚可，但是言语识别能力较差，建议回家继续适应，并进行相应的康复训练。

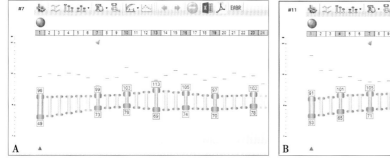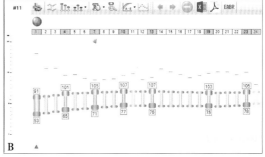

图 11-13-2　开机 2 个月双侧程序截图

A. 右侧；B. 左侧。

术后第 4 个月进行调试，自诉配戴双侧耳蜗后出现眩晕，走路不稳的情况，声音偏大，听不清楚言语声。查植入体阻抗测试正常，各电极刺激未发生明显异常，考虑到植入者出现眩晕的情况，判断是由于 T/C 值偏高引起，通过行为测试法测出双侧 T/C 值，并对双耳进行平衡性调整，在原有程序的基础上降低部分电极的 T/C 值（图 11-13-3），植入者眩晕感明显降低。CAP 评分为 4 级，个别言语声能够分辨。言语识别能力较差，能够识别环境声音，说明植入者自身在逐渐适应人工耳蜗的声音，听声情况有明显进步，但是植入者自身明显有不满的情绪。在安抚植入者的情绪后，鼓励并指导植入者正确的康复方法，建议植入者按照正确的康复方法回家进行言语康复训练。

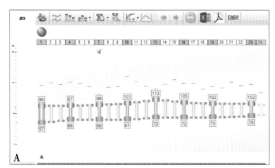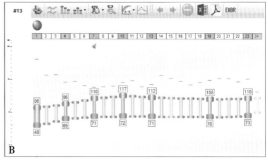

图 11-13-3　开机后 4 个月的双侧程序截图
A. 右侧；B. 左侧。

术后第 6 个月进行调试，自诉配戴双侧耳蜗后言语理解能力有了明显的提升，和家人朋友可以进行基本的交流，能够听清楚公交地铁上的广播声，但是在聆听过程中有一种哗哗的声音影响到了言语声。查植入体阻抗测试正常，各电极刺激未发现明显异常，根据植入者的实际情况调整 T/C 值，T/C 值变化不大，实时模式下仍然反馈有哗哗声，可能对于小声较为敏感。整体降低 T 值，反映哗哗的声音明显降低，言语清晰度有了明显的提高，CAP 评分为 6 级，较之前有了大幅提升。

【讨论】　该植入者有以下特点：①成人语后聋，听觉剥夺时间短，术后康复进步较快；②选择同时进行双侧植入；③过高的 C 刺激或会引起眩晕；④植入者心态较好，能够在指导下积极进行康复训练。

植入者完全丧失听力的时间为 3 个月，在完全丧失听力前配戴了 3 年的助听器，效果尚可，在助听器干预无效的情况下果断选择双侧人工耳蜗植入，听觉剥夺时间短。双耳聆听的优势主要在于双耳的总和效应，双耳压制效应，声源定位效应等。双侧植入的效果要优于单侧植入，相较于单侧植入而言，双侧植入可以明显提高言语的清晰度，并且可以使植入者具备一定的方向感。该植入者在开机后半年到一年的时间里面，通过有效的听觉训练达到了可以正常交流的程度，和植入者的早期干预和双侧植入有着重要的关系。在配戴助听器无效的情况下，及时选择植入人工耳蜗，可以有效地缩短术后的听觉康复所需的时间，对于耳蜗植入后的效果有着积极意义。

对于成人语后聋的植入者而言，对于术后开机的效果会有一个较大的落差，特别是对于人工耳蜗了解不深的植入者，因此术前和开机前的沟通尤为重要。可以让植入者了解开机后的效果和可能遇到的情况，同时也为开机后的听觉训练做好心理准备。该植入者在开机后同样存在着类似的问题，例如开机后无法识别言语声，甚至在配戴过程中出现了眩晕等不适的情况。在开机前听力师需要向植入者描述开机后可能会遇到的情况，做好植入者的心理建设。同时在植入者出现一系列不适的情况后积极地进行调整，避免植入者出现抱怨，甚至弃戴的情况。

对于人工耳蜗植入者而言，植入人工耳蜗只是听到声音的开始，积极地进行听觉言语康复训练才能达到最好的效果。目前中国的大部分听觉言语康复学校招收的都是 18 岁以下孩子，面向成人的听觉言语康复学校非常少，这就要求听力师能够为成人植入者提供专业的听觉康复指导和解答植入者的听声问题。

【案例提供者简介】

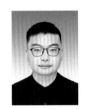

孙寒冬 本科毕业于浙江中医药大学听力与言语康复学专业，毕业后从事助听器验配，人工耳蜗调试工作至今，目前担任诺尔康临床技术支持，有着丰富的人工耳蜗调试经验。

案例14 成人语后聋植入者听声症状及调试

关键词：成人语后聋植入者、听觉剥夺时间久、听声质量、调试

【案例资料】 患者程某，男，52 岁，自述在 32 岁时因药物导致双耳极重度听力损失。听觉剥夺 20 年余，无助听器配戴史。行左侧人工耳蜗植入（诺尔康晨星系列人工耳蜗系统）。

术后 1 个月安排开机，因该植入者为成人语后聋，配合度佳，故采用常规调试流程。检查植入者伤口恢复情况良好，告知植入者及家属关于人工耳蜗开机的简单步骤，以及刚开机时的可能听声感受，使得植入者及家属建立正确的认知及一定的心理准备，并消除紧张感。

连接声音处理器和电脑调试软件（诺尔声），连接正常后，进行阻抗测量，测量结果均正常（图 11-14-1）。

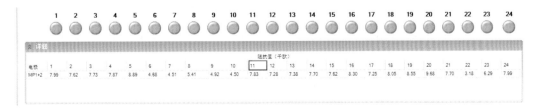

图 11-14-1 电极阻抗图

进入调试界面，配合使用诺尔康公司的调试示意图，以文字形式告知植入者配合完成 T 值和 C 值的设定，需要注意 T 值是指 100% 能听到的最小的刺激声，一般成人试听 2 次，儿童试听 3 次，确保每次均能听到。C 值指舒适阈，即能接受的最大的刺激声，介于大声和不舒适声之间。该植入者进行 24 号电极刺激时自觉难以忍受，即使降低刺激幅度，亦无法接受，故关闭 24 号电极。因实时模式打开后，整体的声音响度可能会高于单电极刺激时的响度，且该植入者听觉剥夺时间较久，预计对声音耐受更差，故调试好单电极刺激值后，C 值整体降低 5CL，进入实时模式让植入者感受声音的响度大小和音质是否合适，再根据植入者反馈进行相应的调整，直至舒适可接受。开机程序如图 11-14-2～图 11-14-5 所示。

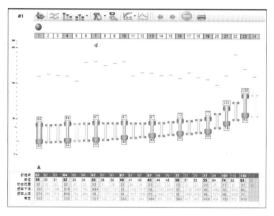

图 11-14-2　程序 A

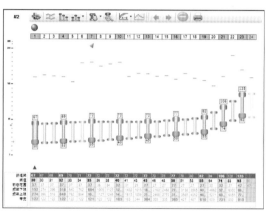

图 11-14-3　程序 B

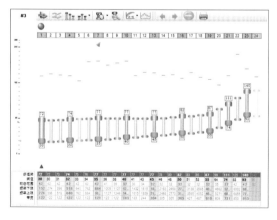

图 11-14-4　程序 C

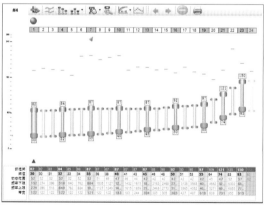

图 11-14-5　程序 D

　　程序设置完成后，进行开机培训，包括产品介绍、设备操作讲解、程序使用及适应指导并告知相关注意事项。植入者全部了解后嘱其回去进行配戴适应及言语康复训练。

　　术后 2 个月安排开机后第一次随访调试。植入者反映经过 1 个月的适应，基本可以接受人工耳蜗的声音，现感到声音偏小，另话语声后能听到一阵拖音。经过仔细询问了解，排除植入者耳鸣因素，排查外机麦克风等可能造成音质问题等原因，开始进入调试。首先测量阻抗，阻抗值虽较开机时整体略有提高，但仍属正常范围内。经过 1 个月的适应以及阻抗值的变化，植入者对声音响度要求有所提升。

　　随访调试一般在植入者常用或认为听声最佳的程序基础上进行，同时保留原常用程序，便于植入者无法适应或喜欢新程序时可调回原程序使用。经了解该植入者常用程序为 A，故在 A 程序上进行调试。

　　首先准确测量此时的 TC 值，因植入者反映听到话语声后能听到一阵拖音，故进一步行响度平衡测试，以期得到更为自然的声音。完成后适当整体降低 C 值，进入实时模式让植入者试听，外界分别给予小声、中声和大声，以及低频、中频和高频声。植入者自述声音合适舒适，但拖音依然存在，非常影响听声体验。遂进一步排查可能引起拖音的电极，依次单电极 75%C 值响度刺激，并让植入者分辨哪个电极的音质接近所听到的拖音。行到 22 号和 23 号电极时，植入者表述该刺激声接近拖音声，遂关闭 22 号和 23 号电极，重新进入实时模式进行试听感受。此时植入者表示拖音消失，听声正常。最后将此次调试程序保存，设为 B 程序（图 11-14-6）。与原 A 程序相比，C 值有较大程度提高，T 值相差不大。在 B 程序基础上，将 C 值整体提升 5CL，T 值不变，设为 C 程序（图 11-14-7），在 C 程序上，将 C 值整体提升 5CL，T 值不变，设为 D 程序（图 11-14-8）。将 BCD 三个新调试程序保存并下载至植入者声音处理器中。充分告知植入者这 4 挡程序的区别及如何使用和切换，并嘱其下一次随访调试的时间及期间的康复指导，植入者满意而归。

　　术后第 6 个月和第 11 个月分别进行了第二次、第三次随访调试，此后常规每年调试一次。步骤基本同之前，首先充分了解植入者的使用情况及听声问题。正式调试前，先测量当下的阻抗，在原常用 / 听声最佳的程序上按照植入者使用情况进行调整。随着使用时间的延长，一般半年至一年后，无须大调，只做微调即可，且每次保留原常用 / 最佳的程序。

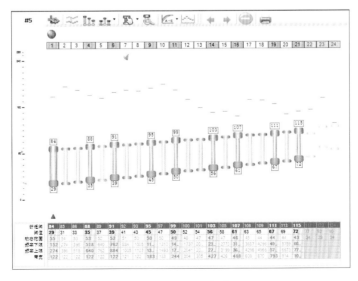

图 11-14-6　B 程序

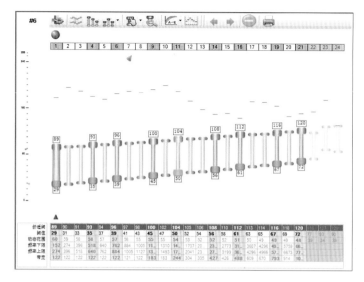

图 11-14-7 C 程序

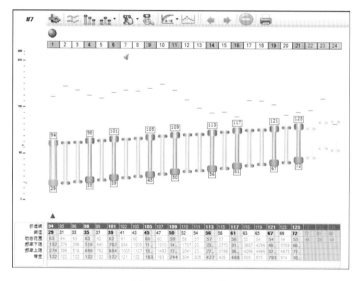

图 11-14-8 D 程序

【讨论】 该植入者为成人语后聋,术时听觉剥夺时长已达 20 年余,且期间未使用过其他任何助听设备,故开机时能重新闻及环境声音但很难马上分辨。一般成人语后聋植入者,植入人工耳蜗往往效果较好,甚至有些植入者可以达到开机即能听懂。其中听觉剥夺时间过长是影响效果的一个重要因素,术前需要有合理的期望值,并能在开机后做到坚持配戴,积极康复以及家人必要的支持,才有可能达到满意的效果。故一旦确诊且经过临床评估适合植入人工耳蜗时,应尽快考虑手术植入。刚开机时为便于植入者接受"新声"往往会设置一个较小的刺激量,随着使用时间的延长,逐步提高刺激量,使得植入者能够逐步适应。一般声音处理器能够设置多个程序,可按照响度大小逐个设置。该植入者开机程序整体声音响度大小为 A＜B＜C＜D，植入者配戴一段时间适应后，可逐步调至下一挡程序适应，但该植入者一直使用 A 程序，在 A 程序觉得响度已经无法满足时，依然未调至下一响度更大的程序，故后续调试时碰到这样的问题，还需进一步加强培训植入者外机程序的操作使用。如遇不会表达的婴幼儿，可考虑设置一样的程序，或者使用童锁功能，避免植入者或家长不慎操作导致错误的程序切换从而造成听声不合适。最后如遇到植入者反映听声出现拖音时，首先排查声音处理器，检查麦克罩是否有堵塞、是否有受潮等情况，排除声音处理器问题后，可尝试关闭引起拖音的电极。

【案例提供者简介】

陈燕妮　本科毕业于浙江中医药大学听力与言语康复学专业。从事临床听力领域十余年，经手处理各类听力损失植入者的听力评估及相应干预措施达数千例，对各年龄段听力损失植入者的听力学检查评估，助听设备特别是人工耳蜗系统的选择及调试，各类复杂病例的特殊调试及处理有比较丰富的经验。

案例15　老年人工耳蜗植入者调试及指导

关键词：老年植入者、调试、康复指导

【案例资料】　蒋某，男，69 岁，进行性听力下降 15 年，完全失聪 4 年，听力损失原因为老年性听力损失，于 2014 年 1 月 11 日左耳植入诺尔康人工耳蜗，术后恢复顺利。于 2014 年 2 月 22 日开机，开机过程顺利。开机 1 年时，抱怨植入人工耳蜗一年后没有效果。既往处理为反复检测植入体设备和调试。但无明显收效，植入者及家人甚至提出退货。

检查：人工耳蜗植入体和体外机均无异常，植入者对环境声有感知，经过简单示范，可以在开放式听声的情况下辨别出不同物品。

追问病史：术前无助听器验配史，内耳影像学检查无异常。

询问设备使用情况：过去一年在家中很少配戴，原因是周围环境声音嘈杂，听不懂他人说话。老伴性情急躁，不愿与他交流，且感到人工耳蜗植入花费太大，以为开机后就可以立刻听懂语言，但没有效果很不值，因此提出要退货。

效果不好原因：①对人工耳蜗使用效果期望值不恰当；②不能坚持使用；③家人性情急躁，不愿与植入者交流。

对策及效果：通过现场演示，显示植入者不但可以听到声音并且可以理解言语。这增强了他们的信心。鼓励植入者坚持配戴，指导其老伴要多与植入者多交流。同时教会植入者应用电脑语训软件进行训练。回访得知植入者可以与家人交流，不再有任何抱怨。

【讨论】　造成此疑难病例的原因包括：①术前咨询不充分；②植入者及家人期望值不恰当；③缺乏家人的支持；④植入者不能坚持配戴；⑤听力师过分依赖反复调试和检测而忽

视对植入者及其周边情况的了解和指导。听力师除了掌握好调试和设备检测技术外,更应重视植入者的心理和行为管理,应与植入者和其家人充分沟通交流,咨询指导。

【案例提供者简介】

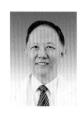

银力　资深听力师、耳鼻咽喉科医师。从事人工耳蜗理论和实践工作 21 年。工作期间为 2 000 例各年龄段植入者实施直接或指导听力师调试工作,重点为人工耳蜗疑难病例的处理。

小　结

虽然这 15 个案例各不相同,但有其共性,听力师在调试工作中要注意以下几点:①切忌试图通过反复调试解决植入者听声问题的做法;②开机前或植入者 / 家人反映听声有明显变化调试前要查看植入者电极系列位置;③应将大量的时间用在咨询指导;④不可片面追求大动态范围和所谓听的声音大些而将上限值设得过高;⑤要注重调试前询问植入者 / 家人植入者听声情况并做好调试前和调试后的各项评估,从而了解调试收益和保留好植入者资料。

第十二章　人工耳蜗植入者听声感受和康复体验

本章节选取了 20 名各种品牌人工耳蜗植入者的资料，按照他们的发病年龄以及语后聋、语中聋和语前聋的顺序排列。以他们自述为主，介绍了自身情况，开机和其后的听声感受，以及他们的康复过程和体会。通过了解植入者的亲身感受，对听力师的调试工作开展将有启迪作用。

第一节　成人语后聋植入者案例

案例 1

【一般情况】　周某，女，43 岁，湖南人，因听噪声导致听力损失（工作环境机器噪声大），自 1997 年始双耳听力下降，随即双耳配戴助听器。2008 年双耳听力进一步下降，导致助听器补偿无效。于 2014 年左耳植入人工耳蜗。现为中级社会工作师。

【案例特点】　疑似噪声性听力损失，听力进行性下降 11 年，听觉剥夺时间 6 年，助听器配戴 11 年，左侧人工耳蜗植入 7 年。

【听声体会】　开机时听到的是嘀嘀声，听人说话感觉是鸟叫声，无法听懂。但由于有心理准备，所以依然感到满意，开机后一个半月，逐渐能听懂言语声了，而且还能欣赏喜爱的越剧，甚至可以唱熟悉的越剧片段。

【康复心得】　植入人工耳蜗前，听不好，遮遮掩掩，不愿与人交往。植入后，接受现实，坦然面对，更加自信，愿意主动分享听声经验，找到人生价值。认为我的康复主要**靠自己的努力，培养自己的爱好，找到相同的生活圈子**。孩子主要靠家庭、父母、学校和康复老师，要注重心理素质的培养，养成自信、独立、乐观的积极阳光心态。**康复过程是全面康复，不仅仅是听力康复**。因为我之前对我的人工耳蜗有一定的了解，是先了解了很多相关的知识，我才做的手术。我知道不可能一开机就像正常人一样听到，毕竟这么长时间没听到了，所以我自己把心态放得很平了。**我没有过高的要求，我觉得我能听到就成功了，我没有要求我自己像正常人听得那么好，没有那么高的希望**。但是事实超过了我的预期，我觉得我现在的效果是欣然的接受，意外的惊喜。

案例2

【一般情况】　龚某，女，44岁，江苏人，3岁时发现听力损失并持续下降，13岁时开始配戴助听器，30岁时双耳完全失聪，35岁时右侧植入人工耳蜗，43岁时左侧植入人工耳蜗。现为仓库管理员。

【案例特点】　大前庭水管综合征，进行性听力下降27年，听觉剥夺5年，助听器配戴17年，双侧相继植入，右侧植入9年，左侧植入1年。

【听声体会】　刚开机的时候，听到的是巨大的噪声，有一种耳蜗被闷在水里的感觉，声音好像总发不出来，包括听自己说话，好像也说不出话来。感觉开机的声音特别难听，没有起伏的感觉，像没感情的机器人。约6个月后开始适应了声音。双侧开机的时候，听到的是两种声音，感到左侧听到的声音比右侧听得快，这两种声音像打架，约3个月后开始适应双侧听声。双侧人工耳蜗植入前，多人交流和远距离交流时感觉听声特别累。双侧植入后，感到一侧人工耳蜗高频听声效果好，对侧人工耳蜗低频听声效果好，通过双侧听声兼顾了高频和低频声音，听得更好了。另外，单侧听的声音比较轻，比较单调，双侧听得就可以比较柔和，双侧听声很轻松，降低了聆听的压力。

【康复心得】　**个体有特殊性，人工耳蜗听声通过大脑来理解和融合。大脑是很神奇的，可以把人工耳蜗听到的声音转化为记忆中的声音，也可以把两种延迟的声音融合成理想的声音。**

案例3

【一般情况】　彭某，女，30岁，香港人，5岁发现有听力损失，5岁时双耳配戴助听器，23岁时左侧耳植入人工耳蜗。右侧继续配戴助听器。现为高级听力师。

【案例特点】　大前庭水管综合征，波动性听力下降，双侧非对称听力损失，双模听力，助听器配戴18年，人工耳蜗植入7年。

【听声体会】　开机时两耳听到的声音音调完全不同，能够听出声音来自哪一侧。开机后半年内，做听力康复时会取下助听器。之后一起戴，约一年半后，双耳听力逐渐完全融合。感到通过双模式听声反应快了很多，高频声音也较植入人工耳蜗前听得更好。另外感到助听器对音乐鉴赏有帮助。

【康复心得】　康复老师是我的妈妈。她与学校老师沟通后，学校为我提供了无障碍的环境，让我可以跟其他同学一样。考试时照顾到我的听力情况。我希望以后有更多的无障碍措施，让我们可以融入普通人，觉得我们不是局外人。

案例4

【一般情况】　于某，女，51岁，安徽人，11岁时发生双侧听力损失，32岁时发生双耳全聋，42岁时右侧耳植入人工耳蜗。现为企业市场专员。

【案例特点】　突发性聋，进行性听力下降21年，听觉剥夺时长10年，无助听器配戴史，右侧人工耳蜗植入9年。

【听声体会】　开机时听到的是一连串的嘟嘟声，随后是吵闹的机械声，约一个多月开始适应，经过学习，听声不断地进步，约两个月的时间就可以和人交流了，听到的声音也在不知不觉中改变，机械声不知道什么时候消失了，不再感到尖细的声音刺耳，现在我听到的声音和实际的声音相吻合，比较自然。

【康复心得】　想要听得好，就要坚定自己的康复意识，建立自己的听觉思维，走出去多与人交流。成人康复最有效的手段，就是与人交流。

案例5

【一般情况】　陈某，女，53岁，湖北人，自1995出现听力下降，2010年起双耳配戴助听器，2013年右耳完全失聪，右耳戴助听器无效，左耳戴助听器至今，2019年起左耳也接近失聪，左耳戴助听器无效。2013年7月右耳植入人工耳蜗。现已退休。

【案例特点】　听力损失原因不明，双耳进行性听力下降，双耳非对称聋，听觉剥夺时长数月，助听器配戴右耳3年，左耳11年，右侧人工耳蜗植入8年。

【听声体会】　开机时觉得很吵、刺耳，像金属声。通过坚持配戴，约1个月后开始慢慢适应了听声。

【康复心得】　康复过程需要不断地学习积累，保持良好的心态，正确的期望值。不急躁，沉下心来去领会。每天不间断地反复重复地听，强化训练自己。**"听懂"比"听到"更重要，坚持每次听懂一点点这样慢慢积累。学会抓住关键词，让听变得更顺畅。认为文化素养、生活的经验和阅历，以及静心地去聆听和捕捉，对学习听声起到关键性的作用，需要不断地学习积累，突破舒适圈，让自己熟悉和精通的领域越多。**

案例6

【一般情况】　李某，女，49岁，青海人，19岁时发现听力受损，29岁时双耳全聋，45岁时左耳植入人工耳蜗。现为残联工作人员。

【案例特点】　听力损失原因不明，双侧听力呈进行性下降，听觉剥夺时长16年，助听器配戴1年，左耳人工耳蜗植入3年。

【听声体会】　开机时听到的声音很怪异，像机器人说话，还比较刺耳。当时因为对人工耳蜗了解很少，心里有落差，但是对于能再次听到声音很是渴望，听力师说慢慢会好的，于是通过坚持配戴，约3个月后逐渐适应了听声。

【康复心得】　自己不断摸索康复办法，**总尽量找人交流，自己也经常找出书本大声阅读，现在我听到的声音和记忆中的声音大部分吻合，比较自然。**特别是体外设备升级以后，自己感觉进步很明显，能用免提打电话了，而且现在在身边交流，注意力集中环境好的情况下，盲听一点问题没有。

案例 7

【一般情况】 陈某，男，36 岁，湖北人，大学期间因病用药之后（感冒药，具体不明）发生进行性听力下降，2009 年验配助听器，但效果不佳。2017 年 12 月右耳植入人工耳蜗。现为技术员。

【案例特点】 疑似中毒性聋，进行性听力下降，听觉剥夺时长 10 年，助听器配戴 2 年，右耳人工耳蜗植入 4 年。

【听声体会】 开机时感到声音不好听，也听不懂，刚开始有点儿抵触心理，一度比较失望，但是听得见毕竟还是最希望的事情，所以还是坚持配戴，约 5 个月后适应了。

【康复心得】 **开机后康复主要是自己读书，日常多交流多说话**，因为我发音还好，问题不是很大。因看电视听得不是很好，所以我比较少用电视和音频来训练。认为不管人工耳蜗效果怎么样，一定要坚持训练不能放松，尤其是刚开机那段时间最好还是要专心，有针对性地进行康复训练。

案例 8

【一般情况】 荀某，女，33 岁，山西人，18 岁时因感冒输液（欣弗）之后发生双耳全聋，22 岁左侧植入人工耳蜗，33 岁右侧植入人工耳蜗。现为企业市场专员。

【案例特点】 中毒性聋，听觉剥夺时长左 4 年，右 15 年，左侧无助听器配戴史，右耳助听器配戴史 1 年左右，左侧人工耳蜗植入 11 年半，右侧 7 个月。

【听声体会】 单侧开机就能简单交流，能听懂日常用语，大概两周就可以电话交流了，约 1 个月时原来通过人工耳蜗听到的电流声及各种杂音也消失了。现在听到的声音很真实、自然。双侧开机后反映良好，开始感到两侧的声音不同，约两周后感到双侧聆听声音更加饱满，声源定位更好，不论是安静环境下还是噪声环境下听力都有所提高，可以分得清噪声和声音。最重要的是多人聊天时也能理解并保持交流。

【康复心得】 **植入人工耳蜗后，要不断地尝试，寻找适合自己的康复方法。不但要走出去多和不同的人交流，更要克服心理障碍，注意训练打电话，成人康复最重要的手段，就是有效的交流。**

案例 9

【一般情况】 徐某，男，38 岁，河南人，19 岁时因急性化脓性脑膜炎致双耳听力损失，左、右耳听阈分别为 110dB HL 和 120dB HL，27 岁时左侧植入人工耳蜗。现为中医师。

【案例特点】 感染性（脑膜炎）听力损失，听觉剥夺时长 8 年，无助听器配戴史，左耳人工耳蜗植入 11 年。

【听声体会】 开机时只能听清拍手次数，辨别狗叫声。由于当时自己对人工耳蜗认知太少，听不懂别人说话，听不懂环境声音，也曾经灰心丧气。4 个月左右开始适应了声音。

经过康复，开始变得对声音很敏感，有时候能听到别人忽略的声音，譬如远处的蝉鸣。

【康复心得】　在语训老师的指导下，从拼音字母开始听和念，再拼成字音，然后组成词，对听不好的字词反复训练，感觉就像重新开始学习汉语一样，循序渐进，随着词汇的积累，听普通话就很轻松了，然后再向方言发展。大约开机半年之后，我就可以与妈妈打电话嘘寒问暖了。语训不是天天听电脑软件发音，应该**融入工作和生活的方方面面，时时刻刻都是在语训，这是个潜移默化的过程，没有一蹴而就的事**。

案例 10

【一般情况】　黄某，女，51 岁，浙江人，1981 年因为使用奎宁过量中毒致双耳听力损失。未配戴助听器。2010 年 4 月右侧植入人工耳蜗。现为企业市场专员。

【案例特点】　中毒性聋，听觉剥夺时长 29 年。无助听器配戴史，单侧人工耳蜗植入11 年。

【听声体会】　开机时听到了声音，很兴奋，至于是否听得懂没在意，感觉就是一股子声音灌到耳朵里了，但是不清楚说的是什么。最初的康复锻炼不追求听懂，可以看着字去识别，看着口型去沟通，在实际交流中逐渐完成从完全没法分辨到能简单分辨再到分辨完整语言的这个过程。约 1 年左右完全适应了听声。

【康复心得】　开始的环境声识别很重要，语言的识别最好从简单的日常用语开始，贮存足量的词汇信息。**需要坚持去聆听去交流和沟通。也不能只是随电脑听，需要走出去感受自然的声音，聆听和记忆各种不同的语境。**康复没有止境，也没有捷径，需要付出很多的耐心和恒心。

案例 11

【一般情况】　苏某，女，36 岁，江西人，19 岁时出现听力下降，30 岁时双耳全聋，32 岁时行右耳植入人工耳蜗，2021 年左耳植入人工耳蜗。现为企业市场专员。

【案例特点】　听力损失原因不明，进行性听力下降，听觉剥夺时长（右耳 2 年，左耳 5年），无助听器配戴史，右侧人工耳蜗植入 3 年，左耳人工耳蜗植入 4 个月。

【听声体会】　开机时只听到嗡嗡的声音，分不清语调，也辨不出男声女声。约 6 个月后开始适应听声。现在可以尽情地享受电影的美好，也渐渐懂得如何在日常生活中去分辨听到的声音并记忆下来。因为右侧有 3 年多的耳蜗听声经验，所以左侧植入后开机可以立刻听懂简单词汇。双侧听声初始比较不习惯，会觉得两侧有不同的声音，需要一个融合的过程，3 个月左右完全适应了双侧听声，最大的感触是双侧听声不累，大脑的疲惫感大大降低，另外在噪声环境下的言语分辨率也在逐渐地提高，听声反应越来越快，而且听声变得丰富和立体，渐渐跟失聪前听到的声音越来越像。

【康复心得】　用人工耳蜗听声是一个奇妙的旅程，也是终身学习的过程，重点在于学习，抱着终身的态度。**日常有目的的学习和工作，比单纯的康复更加有趣且有效。**通过专注的训练以及进行大量练习,促使大脑改变,那些改变使得我们能够做到以为自己做不到的事情。

案例 12

【一般情况】　吕某,女,51 岁,湖北人,大约在 1976 年因发烧注射大量药物后(青霉素和链霉素)造成听力下降,1998 年双耳彻底失聪,2018 年 12 月在华中科技大学同济医学院附属同济医院行右侧人工耳蜗植入手术,2020 年 1 月人工耳蜗开机,至今有一年半了。现已退休。

【案例特点】　中毒性聋,逐渐变得全聋。听觉剥夺时长 20 年,无助听器配戴史,右侧人工耳蜗植入 1 年半。

【听声体会】　刚开机那一刻,其实心里很失落的,听到的只是机器般的轰鸣声和刺激耳的摩擦声,别人说的什么我根本分辨不出来,那一刻我失望地哭了。虽然感到听得不好,也经常听不清别人说的什么,但是努力去听,尽可能地跟别人多说话。功夫不负有心人,1 个月左右开始适应了听声。到现在我能跟别人面对面的交流。

【康复心得】　最开始从拼音学起,静下心来去听,反复听,慢慢地从拼音到一个个字词,也不知道从什么时候开始,听到的声音慢慢变了,不再是刺耳的机器摩擦声,慢慢地能分辨不同的声音,接着我开始出去跟别人说话。**静下心,认真听,多交流**。

案例 13

【一般情况】　高某,女,39 岁,湖北人,16 岁开始听力下降。2019 年 5 月右侧耳植入人工耳蜗。现为自由职业者。

【案例特点】　听力损失原因不明,进行性听力下降,听觉剥夺时长 9 年,无助听器配戴史,右侧植入人工耳蜗 2 年。

【听声体会】　开机听到的声音真的不悦耳还有点吵(我已经习惯了安静),约 1 周左右开始适应了听声。

【康复心得】　曾到过省聋儿康复中心,从拼音、短词语、短句子、短故事学习。2020 年因故不能去学校上语训课,老师就在微信发语音让我听,刚开始是在安静的环境里面,后来是在嘈杂的环境里说话让我听懂。所以**一直学习的状态让我进步很大**。**感到**听得多了,正确率才会慢慢地提升,要坚持到听懂,听不懂的时候可以多重复几遍,这样坚持下来听懂的才会越来越多。另外觉得要多交流,就去找朋友聊天,开始也会有点听不懂,可以让朋友多重复几遍,听得越多听得就越好。现在孩子问题我都能及时地帮她解决了,也没有我以前总觉得她不听话,原来问题是在我这里,很多时候我无法给她及时有效的帮助。

案例 14

【一般情况】　V.I.,男,69 岁,西班牙人,因幼时注射大量药物(链霉素)后造成听力下降，1978年右耳全聋，2000年左耳重度听力损失，2018年3月植入左耳。职业为律师。

【案例特点】　中毒性聋，逐渐变得全聋。听觉剥夺时长18年，有助听器配戴史，左侧人工耳蜗植入3年。

【听声体会】　以为只要开机，就能正常地听到并听懂声音，一开始几乎完全听不明白周遭的声音，不能分辨什么是说话的声音，什么是噪声，还有刀叉敲击盘子的声音。无法区分高跟鞋声音和小孩的哭声，也无法分辨汽车引擎声和转弯信号的声音，诸如此类。需要重新学习周围的声音。大约一年半后，我的听声情况开始变得正常，除了能够听懂话语声。

【康复心得】　除了能听到说话，人工耳蜗带给我的馈赠是，我可以在散步的时候听到鸟儿在唱歌，我能听音乐，并且能够分辨不同的乐器声。**康复的过程困难重重，但我很开心能够踏出第一步，重新回到正常的生活中，尽管人工耳蜗还有些许局限性。**

第二节　儿童语前聋植入者案例

案例1

【一般情况】　张某，男，18岁，北京人，出生后发现听力损失，2岁植入人工耳蜗。现为高三学生。

【案例特点】　先天性听力损失，听觉剥夺2年，无助听器配戴史，右侧人工耳蜗植入16年。

【听声体会】　因为年幼，所以开机后从听见到听懂的过程，记忆不是特别深刻。

【康复心得】　经历了从听见到听懂比较痛苦的过程。在这个过程中最大的感受是：硬件基础很重要，**硬件基础是帮你听清楚，而且是轻松的听清楚，比如我要集中注意力才能跟上老师说的话，后来我就找到FM系统，胸前挂一个麦克风在老师的脖子上，我听课的时候就特别的清楚，而且我在学英语的环境下，我也发现我的耳蜗可能要重新调试一下，因为英语的音调，语音跟中文有很大的区别，通过调试调出了更清晰的模式，而且从科技方面，我也更直接面对自己的缺陷，跟老师说，你能说大声一点，说慢一点，这两个结合起来听清以后，我才可能去尝试听懂语言，**在尝试听懂的过程中，我发现其实环境还有知识积累是很重要的。

案例2

【一般情况】　曹某，男，22岁，河北人，运动员，1岁时发现失聪，自此配戴助听器，听力逐年下降。19岁时植入人工耳蜗。现为河北残联队乒乓球运动员。

【案例特点】　大前庭水管综合征（CT诊断），进行性听力下降，助听器配戴18年，左侧人工耳蜗植入4年。

【听声体会】　刚开机时，各种声音在我的脑子里乱窜，完全听不出是什么声音。过了一年半左右开始适应了听声。

【康复心得】　我也是付出了很多努力。在调整心态的过程中，**一定要静下心来不能激动，最后还是要看本人的努力，越努力效果肯定是最好的，**大家的期待都是一样的。但是后面就不一样了。我现在的听声达到了我预期中的效果，而且超出了我预期的效果。我的家人也是非常高兴，我做了耳蜗，并为我感到骄傲，因为我在这上面的努力确实他们都看在眼里。

第三节　儿童语中聋植入者案例

案例 1

【一般情况】　孙某，男，26岁，广东人，1岁时因发烧用药（庆大霉素）导致听力损失，自此配戴助听器，6岁时行右侧植入人工耳蜗。现为企业临床工作实习生。

【案例特点】　中毒性聋，听觉剥夺时长3年，助听器配戴3年，右侧人工耳蜗植入15年。

【听声体会】　开机时年幼且时间太久，已经记不清当时的感觉了。但我觉得我和正常人听声没有区别，社交方面没有什么问题。认为上课听不懂的问题，有时候不一定是听力问题。可能是老师讲课的方式不适合你。

【康复心得】　第一，可以**试着熟悉他人的嗓音，**就像在嘈杂环境下我们跟一群陌生人聚餐，听得肯定没有熟悉的人听得更清楚一些，在学校里面熟悉老师和同学的嗓音。第二，如果在学校食堂，因为食堂人比较多，有的时候不一定能**找到比较边缘的座位，**如果是四个人的座位，你可以保持你耳朵的优势侧，如果你是左侧植入者，你可以坐在左下角。如果你是右侧植入者，两个人在我前面，另外一个人在我右边。第三，**每天花5分钟时间在安静环境下，闭上眼睛，试着分辨耳蜗听到的声音，**就像细微的脚步声等这样的声音，增强对声音的分析能力和抓取能力。第四，**把耳蜗当成**一个仪器，就像腿骨折以后拄拐杖一样，把它当成**你身体的延伸，而不是额外的器械。**

案例 2

【一般情况】　尤利娅·B.，女，36岁，外籍（俄罗斯），3岁时因注射抗生素庆大霉素发生听力下降，且听力逐年变差，11岁开始配戴助听器，33岁时左耳植入人工耳蜗，35岁植入右耳。职业是前银行职员，现退休。

【案例特点】　中毒性聋，听觉剥夺1年，有助听器配戴史，左侧人工耳蜗植入2年，右侧人工耳蜗植入半年。

【听声体会】　开机时能听到声音，但并不总是能听懂。还有很多东西要学习，很多东西要习惯。

【康复心得】　每周都去市里的儿童言语治疗师那里康复，一开始很困难，我和老师都意识到我只能猜单词和声音,只听到嘶嘶声和鼓声,但后来我逐渐学会了区分铃铛声、金属电话声、拨浪鼓的声音等。我能听到的声音越来越多,在此之前我是听不到的。**需要花很长时间才能开始理解言语,听音乐。**

案例3

【一般情况】 倪某,男,25 岁,浙江人,3 岁左右发现失聪,配戴助听器,12 岁植入人工耳蜗。现为公务员。

【案例特点】 听力损失原因不明,助听器配戴 9 年,右侧人工耳蜗植入 13 年,听觉剥夺时间 9 年。

【听声体会】 开机时听不懂语言,但我并不失望,这是因为开机前我对人工耳蜗已经有了初步了解,1～2 年开始适应了听声。

【康复心得】 **康复**肯定是一个漫长的过程,但在这个过程中,也是比较综合性的,因为不仅是康复机构老师的本职工作,**也有我们家长还有孩子个人的态度问题,是否重视康复的过程**,才可以使我们更好地去成长。植入人工耳蜗是从根本上能解决这样的听力问题,而不是仅仅放大一个声音,因为通过植入这样一个芯片之后,就会感受有些不一样。**我觉得康复不仅是康复老师的事情,家长也要跟康复老师保持联系,康复老师要跟普通教育学校的老师保持良好的沟通,这样才能让我们的康复更有效果。**

第四节　儿童语后聋植入者案例

案例1

【一般情况】 魏某,女,23 岁,湖南人,14 岁时发生失聪,配戴助听器 1 年,其后完全失聪,助听器无效,15 岁时右耳植入人工耳蜗,21 岁时左耳植入人工耳蜗。现为大学三年级学生。

【案例特点】 听力损失原因不明,听觉剥夺时长 1 年,助听器配戴 1 年,右侧人工耳蜗植入 8 年,左侧人工耳蜗植入 2 年。

【听声体会】 开机时完全听不懂,听到的声音非常嘈杂,什么也分辨不出来,是让人很烦躁的噪声。植入后 3 个月左右开始适应听声。对侧人工耳蜗刚开机觉得很难受,什么都听不懂,听到的都是嗡嗡嗡的声音,也是 3 个月左右适应了双侧的听声。双侧听声重点是省力,听到的细节更多,听声丰富一些,双侧比单侧更好。

【康复心得】 我用六个字总结我的康复心得:**用心、训练、坚持**。用心训练,要有意识地去听,有意识和无意识是两个概念,如果你在这个会场里你也是坐着,但是你的注意力没有集中,就是无意识的。耳蜗可能听到声音了,但是你的大脑没有理解这个声音,这个时候就是无意识的。而有意识就是你集中注意力去听,这个声音你如果听不懂,但是你去听,和你的看结合起来,这时候是有意识的,这才是真正被你习得的,如果无意识,不算是习得。

案例2

【一般情况】 李某,男,41岁,浙江人,7岁时因发烧注射链霉素发生听力下降,且听力逐年变差,14岁时开始配戴助听器,35岁时右耳植入人工耳蜗,39岁时左耳植入人工耳蜗。现为工程师。

【案例特点】 中毒性聋,听力损失进程为进行性,助听器配戴23年,双侧相继植入,分别是8年和4年。

【听声体会】 开机的声音不自然,听不懂别人说的话。听到的声音是机器声,但有心理预期。3个月左右开始适应听声。对侧基本无适应期,当天就可以打电话了。在陌生的环境中听得不轻松,在熟人的环境中感觉非常轻松。在安静的环境下,交流能力不会有太大的问题,但是一到嘈杂的环境中,听的能力就急剧下降,因为嘈杂的环境中感觉对方的说话没有一致性,只能听到几个字,下面几个字就听不到了,往往会丢掉一些关键词,理解能力就非常差,特别是在多人聊天的时候,大家的话题都比较多,说话的速度也比较快。

【康复心得】 目前最好的方案还是尽可能地避免去嘈杂的环境,**吃饭的时候尽可能找一个包厢**,可以叫个外卖和同事们在安静的环境下沟通,这是最好的,但是还有很多避免不了的情况,我的感觉双蜗比单蜗还是有很大帮助的。单蜗,我第一个耳蜗做的时候,我跟同事吃饭,同事跟我反馈,你这个耳蜗做了好像没什么帮助。当我在嘈杂的环境下,我个人感觉帮助提升不是很大,跟助听器相比并没有太大的提升,但是**两个耳蜗做了以后,一对一的嘈杂情况下不会有太大的问题**,最主要是多人情况下问题比较大,所以双蜗比单蜗帮助要大一些,尤其是嘈杂的环境下,**大家一起去吃饭的时候,尽量可能靠墙坐**,不要坐在中间,否则四面八方都是声音,但是你坐在靠墙的位置,只听前面的声音就可以了,这样会好一点。

案例3

【一般情况】 陈某,女,34岁,山东人,14岁失聪,未配戴助听器,23岁时左耳植入人工耳蜗,33岁时右耳植入人工耳蜗。现为抖音红人。

【案例特点】 听力损失原因不明,听觉剥夺时长9年,未配戴助听器,双侧相继植入,分别为10年和1年。

【听声体会】 开机的时候,听到的声音并不是很自然,非常不舒服,听得到的声音非常机械化(电子音)。3个月左右适应了听声。第二次开机那一瞬间,声音很小,很迷糊不清,跟第一侧开机时一样,都是电子音。开机完戴上老的就觉得立马很平衡,虽然用新的听得不好,但就是觉得,如果不戴新的就觉得少了点什么。最大的感受是,习惯了戴双侧后,单侧再也不适应了。做完双侧以后最大的感受,不仅仅是聆听上的提升,更多的还是带给我们自信,还有社交上可以更加勇敢去参与了,因为我们听得更清楚了。

【康复心得】 我单侧的时候非常惧怕去噪声环境下,因为听不清,尤其是面对多人聊天的时候，像个局外人一样。我做了双侧以后，大概一个礼拜，我就能适应了，但是这个适应不是我说这边这个，和最早的那个声音是一样的，不是的，这两边的声音，我听得特别不平衡。当时我的调机师，包括一些康复老师，说你一定要单侧康复训练一下，不要两个同时戴，因为这两个做的时间相隔了十年，在这种情况下，**所有人都觉得我应该把老的摘下来，用新的单独康复训练一下，其实不需要的，这两个同时去听，也会恢复得非常快。**

植入者案例康复点评：对于不同原因导致听力损失，寻求听力帮助的个体，尽自己最大的努力去改善听力，重新聆听生活中各式各样的声音，和他人建立起沟通的桥梁，充满希望地融入美好的有声世界，是他们的共同梦想。现代技术的发展尤其是人工耳蜗植入技术的进步，为听力损失人群提供了可能。

从这些案例中，不管是成人还是儿童，不管是语前、语中还是语后聋，所有的患者在植入人工耳蜗后都不同程度地会遇到一些问题。例如，刚开机时的电子声、双耳的听声不和谐，是患者普遍遇到的问题，但在坚持使用人工耳蜗几个月后，多数患者都已经能适应听声。同时，案例中的多数患者在手术前都能放平心态，保持适当的期望值，将能听到作为第一步。而在开机后，能够不急躁，沉下心来投入到漫长的康复训练中，每天不间断地反复训练来强化自己的听声能力。患者们都抱着向上的心态，积极配合康复训练，从听适应、听清到听懂，一步一步不断努力着。有许多患者通过人工耳蜗，第一次聆听到世界的声音，学着对各种声音做出反馈。也有更多的患者，在经过长期训练后，适应了人工耳蜗，日常生活的沟通交流不再存在问题。因此，坚持、用心，调整心态，日复一日地持续康复训练，不断勇于与人交流，患者的听觉语言能力才能进步很大，恢复更快。

康复是全面的康复，也是主动的康复。因此，选择植入人工耳蜗，只是个体康复中的第一步，而后续个体的调整适应，阳光积极的心态，以及与康复教师的密切配合，科学规范的持续康复，将最终影响到人工耳蜗植入效果的最大发挥。案例中的大部分患者也是认识到了这一点，才能走出自己的空间，找到自己的爱好，多倾听广交流，认识新的朋友，融入普通人群，让生活越来越好。

第十三章 总 结

人工耳蜗调试是人工耳蜗系统工作中的重要环节。调试工作能否顺利开展及最终调试效果与听力师的调试水平、听力学、医学、康复学知识、沟通技巧、对植入者和／或家人的咨询和指导是否恰当，植入者对听力师的信任程度、开机／调试时植入者的状态等因素相关。因此听力师不但要掌握调试技能，同时要注重植入者的心理状态（比如部分植入者经历青春期时，其心理发生的变化对配戴人工耳蜗也有一定的影响），从而确保做到最优化的调试。调试工作内容和技术随着人工耳蜗适应证和手术方式的变迁，人工耳蜗系统和调试软件的升级而不断变化，听力师应不断学习和更新生物医学、电声学、医学、听力学、康复学和心理学等相关知识，以求跟上人工耳蜗科技的进步步伐，为植入者提供更优质的服务。

鸣谢：本文引用了科利耳公司和诺尔康公司的技术参考手册及培训材料的和杰斯·沃尔夫教授编写的人工耳蜗书稿内容，在此表示感谢！

谨以此书献给中澳听力学教育项目创办二十六年，感谢为中国听力学发展事业和聋人救助事业做出极大贡献的各位老师、同学、同道，以及极富爱心的企业家李子平先生！

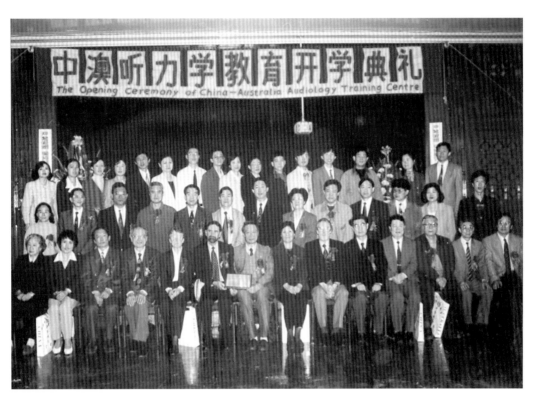

图为中澳听力学教育开学典礼，图中人物包括专家、教师、官员和学生
第 2 排右 7 为韩德民院士，前排左 3 为许时昂老师，第 3 排右 1 为本书主编银力

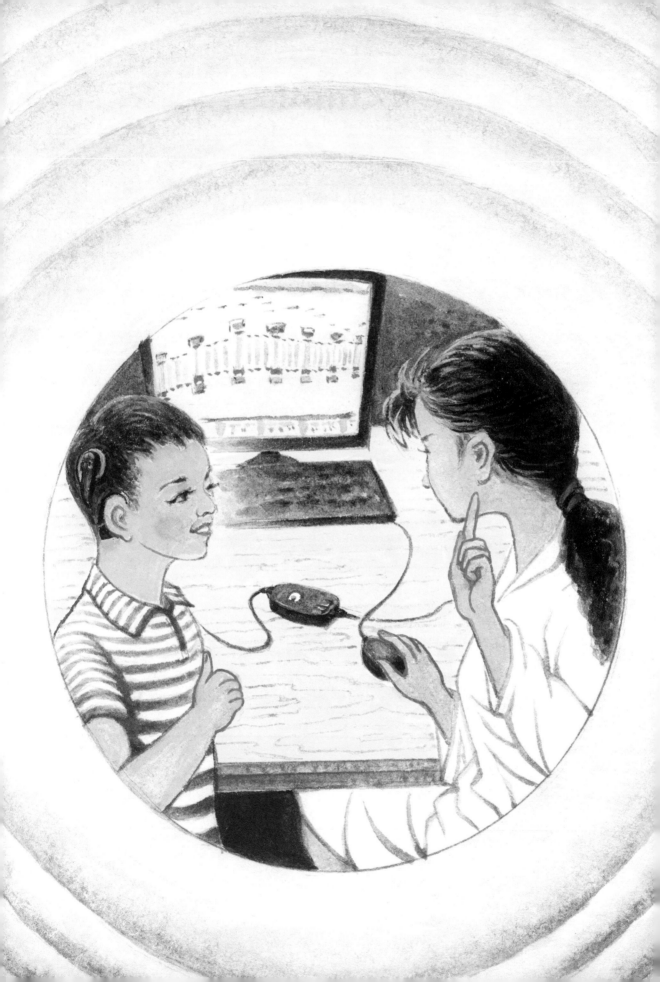

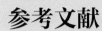

参考文献

[1] ALMQVIST B et al, 1998. The Lund Technique, a method to set an initial MAP based on objective measures. Nucleus European Satellite Symposium Paediatric CI Conference.

[2] ARORA K et al, 2009. Electrical stimulation rate effects on speech perception in cochlear implants. Int Journal Audiol, 48 (8): 561-567

[3] BAIKANY T et al, 2007. Nucleus Freeedom North American clinical trial. Otolaryngol Head Neck Surg, 136 (5): 757-762

[4] BOISVERT I et al, 2016. Speech recognition outcomes following bilateral cochlear implantation in adults aged over 50 years old. Int Audiol, 55 (Suppl 2): S39-S44

[5] BOOTHROYD A. 2014. Pediatric andiology: Diagnosis, technology, and management. 2nd ed. New York: Thieme Medical.

[6] BROWN C J et al, 2000. The relationship between EAP and EABR thresholds and levels used to program the nucleus 24 speech processor: data from adults. Ear Hear, 21 (2): 151-163

[7] BUCHNER A et al, 2004. Two years of experience using stimulation rates between 800 and 5000pps with the Clarion CII implant. Int Congress Series, 1273 (0): 48-51

[8] BÜCHNER A et al, 2008. Results from a psychoacoustic model-based strategy for the Nucleus-24 and freedom cochlear implants. Otol Neurotol, 29 (2): 189-192

[9] CARHART R et al, 1959. Preferred method for clinical determination of pure-tone thresholds. J Speech Hear Disorders, 24 (4): 330

[10] CHING T Y C et al, 2001. Should children who use cochlear implants wear hearing aids in the opposite ear?. Ear Hear, 22 (5): 365-380

[11] DAVIDS T et al, 2008. Effects of stimulus manipulation on electrophysiological responses in pediatric cochlear implant users. Part I: Duration effects. Hear Res, 244 (1-2): 7-14

[12] DORMAN M F et al, 2000. Recognition of monosyllabic words by cochlear implant patients and by normal-hearing subjects listening to words processed through cochlear implant signal processing strategies. Ann Otol Rhinol Laryngol Suppl, 2000, 185: 64-66

[13] DORMAN M F et al, 2010. Gifford R H. Combining acoustic and electric stimulation in the service of speech recognition. Int J Audiol, 49 (12): 912-919

[14] DOWELL R C et al, 1990. Preliminary results with a miniature speech processor for the 22-electrode/ Cochlear hearing prosthesis. Scientific Publications, 5 (305): 1989-1990

[15] FISHMAN K E et al, 1997. Speech recognition as a function of the number of electrodes used in the SPEAK cochlear implant speech processor. J Speech Lang Hear Res, 40（5）: 1201-1215

[16] FU Q J et al, 2007. Computer-assisted speech training for cochlear implant patients: feasibility, outcomes, and future directions. Semin Hear, 28（2）: 142-150

[17] GIFFORD R H et al, 2010. Speech perception for adult cochlear implant recipients in a realistic background noise: effectiveness of preprocessing strategies and external options for improving speech recognition in noise. J Am Acad Audiol, 21（7）: 441-451

[18] GIFFORD R H et al, 2010. Speech recognition materials and ceiling effects: Considerations for cochlear implant programs. Audiol Neurootol, 13（3）: 193-205

[19] HOLDER J T et al, 2018. Current profile of adults presenting for preoperative cochlear implant evaluation. Trends Hear, 22（0）: 1-16

[20] HOLLOW R D et al, 1995. Continuing improvements in speech processing for adult cochlear implant patients. Ann Otol Rhinol Laryngol Suppl, 166: 292-294

[21] HUGHES M L et al, 2001. A longitudinal study of electrode impedance, the electrically evoked compound action potential, and behavioral measures in nucleus 24 cochlear implant users. Ear Hear, 22（6）: 471-474

[22] HUGHES M L et al, 2001. A longitudinal study of electrode impedance, the electrically evoked compound action potential, and behavioral measures in nucleus 24 cochlear implant users. Ear Hear, 22（6）: 471-486

[23] JACE W, 2018. Cochlear implants: Audiologic management and considerations for implantable hearing devices. New York: Plural Publishing In.

[24] Kevin C P et al, 2009. Development of the computerized Mandarin Pediatric Lexical Tone and Disyllabic-word Picture Identification Test in Noise（MAPPID-N）. Cochlear Implants Int, 10（S1）: 138-147

[25] KIM A H et al, 2008. Role of electrically evoked auditory brainstem response in cochlear implantation of children with inner ear malformations. Otol Neurotol, 29（5）: 626-634

[26] SAINZ M et al, 2003. Transitory alterations of the electrode impedances in cochlear implants associated to middle and inner ear diseases. Int Congress Series, 1240（0）: 407-410

[27] MAGNUSSON, LENNART, 2011. Comparison of the fine structure processing（FSP）strategy and the CIS strategy used in the MED-EL cochlear implant system: speech intelligibility and music sound quality. Int J Audiol, 50（4）: 279-287

[28] MICHAEL V et al, 2020. Adult audiology casebook. 2nd Ed. New York: Thieme Medical Publishers, Inc.

[29] MICHELETTI S et al, 2020. Cognitive improvement after cochlear implantation in deaf children with associated disabilities. Dev Med Child Neurol, 62（12）: 1429-1436

[30] MÜLLER J et al, 2012. Clinical trial results with the MED-EL fine structure processing coding strategy in experienced cochlear implant users. ORL J Otorhinolaryngol Relat Spec, 74（4）: 185-198

[31] NEWBOLD C et al, 2004. An in vitro model for investigating impedance changes with cell growth and electrical stimulation: implications for cochlear implants. J Neural Eng, 1（4）: 218-227

[32] NOBLE J H et al, 2014. Clinical evaluation of an image-guided cochlear implant programming strategy. Audiol Neurootol, 19（6）: 400-411

[33] PARKINSON A J et al, 1996. A within-subject comparison of adult patients using the Nucleus F0F1F2 and

F0F1F2B3B4B5 speech processing strategies. J Speech Hear Res, 39(2): 261-277

[34] PELOSI S et al, 2012. Stimulation rate reduction and auditory development in poorly performing cochlear implant users with auditory neuropathy. Otol Neurotol, 33(9): 1502-1506

[35] PFINGST B E et al, 2001. Effects of electrode configuration and place of stimulation on speech perception with cochlear prostheses. J Assoc Res Otolaryngol, 2(2): 87-103

[36] PLANT K et al, 2005. Evaluation of streamlined programming procedures for the Nucleus cochlear implant with the Contour electrode array. Ear Hear, 26(6): 651

[37] POLAK M et al, 2006. Objective methods in postlingually and prelingually deafened adults for programming cochlear implants: ESR and NRT. Cochlear Implants Int, 7(3): 125-141

[38] Reyes C, 2015. Bimodal hearing aid fitting guidelines. Oticon Whitepaper.

[39] RISS D et al, 2008. A new fine structure speech coding strategy: speech perception at a reduced number of channels. Otol Neurotol, 29(6): 784-788

[40] RISS D et al, 2011. Envelope versus fine structure speech coding strategy: a crossover study. Otol Neurotol, 32(7): 1094-1101

[41] SAKI N et al, 2021. Cochlear implant failure following COVID 19: Report of two cases. Am J Otolaryngol, 42(3): 102910

[42] SCHERF F W et al, 2014. Poster presentation at the 12th International Conference on Cochlear Implants and Other Implantable Auditory Technologies, ESPO 2012, Amsterdam, the Netherlands, SFORL 2012, Paris, France. Exploring the clinical approach to the bimodal fitting of hearing aids and cochlear implants: results of an international survey. Acta Otolaryngol, 134(11): 1151-1157

[43] SHEFFIELD S W et al, 2014. The benefits of bimodal hearing: effect of frequency region and acoustic bandwidth. Audiol Neurootol, 19(3): 151-163

[44] SKINNER M W et al, 1991. Performance of postlinguistically deaf adults with the Wearable Speech Processor(WSP Ⅲ) and Mini Speech Processor(MSP) of the Nucleus Multi-Electrode Cochlear Implant. Ear Hear, 1991, 12(1): 3-22

[45] SKINNER M W et al, 2002. Speech recognition with the nucleus 24 SPEAK, ACE, and CIS speech coding strategies in newly implanted adults. Ear Hear, 23(3): 207-223

[46] SUNDE J et al, 2013. Cochlear implant failure, revision, and reimplantation. Otol Neurotol, 34(9): 1670-1674

[47] SVIRSKY M, 2014. Better Hearing with Cochlear Implants: Studies at the Research Triangle Institute. Ear Hear, 35(1): 137

[48] TRINIDADE A et al, 2017. Simultaneous versus sequential bilateral cochlear implants in adults: Cost analysis in a US setting. Laryngoscope.

[49] VANDALI A E et al, 2000. Speech perception as a function of electrical stimulation rate: using the Nucleus 24 cochlear implant system. Ear Hear, 21(6): 608-624

[50] VERSCHUUR C A, 2005. Effect of stimulation rate on speech perception in adult users of the Med-El CIS speech processing strategy. Int J Audiol, 44(1): 58-63

[51] VROEGOP J L et al, 2018. How to optimally fit a hearing aid for bimodal cochlear implant users: a systematic review. Ear Hear, 39(6): 1039-1045

[52] WARREN S E et al, 2018. Bimodal Hearing in Individuals with Severe-to-Profound Hearing Loss: Benefits, Challenges, and Management. Semin Hear, 39(4): 405-413

[53] Wilson B et al, 2000. Speech processors for auditory prostheses (pp. 1-61). Research triangle park, nc: center for auditory prosthesis research. https://www.researchgate.net/publication/237

[54] WOLFE J et al, 2008. Relationships among objective measures and speech perception in adult users of the HiResolution Bionic Ear. Cochlear Implants Int, 9(2): 70-81

[55] WOLFE J et al, 2013. Clinical case study review: Steroid-responsive change in electrode impedance. Otol Neurotol, 34(2): 227-232

[56] ZHENG Y, et al, 2009. Development of the Mandarin pediatric speech intelligibility (MPSI) test. Int J Audiol, 48(5): 718-728

[57] ZHU Z et al, 2012. Cochlear-implant spatial selectivity with monopolar, bipolar and tripolar stimulation. Hear Res, 283(1-2): 45-58

[58] ZWOLAN T et al, 2001. Adult cochlear implant patient performance with evolving electrode technology. Otol Neurotol, 22(6): 844-849

[59] 曹永茂, 等, 2008. 幼儿普通话声调辨别词表的设计. 听力学及言语疾病杂志, 16(6): 473-476

[60] 陈艾婷, 等, 2010. 噪声下言语识别速测表(Quick SIN)普通话版的编制. 中国听力语言康复科学杂志, 8(4): 27-30

[61] 董瑞娟, 等, 2010. 电诱发听性脑干反应应用于人工耳蜗植入的研究进展. 听力学及言语疾病杂志, 18(2): 193-195

[62] 付鑫焱, 等, 2018. 直接音频输入技术在人工耳蜗助听效果评估中的应用. 中国听力语言康复科学杂志, 16(2): 108-112

[63] 高珊仙, 等, 2017. 诺尔康人工耳蜗术后电诱发镫骨肌反射测试及临床应用. 中国听力语言康复科学杂志, 15(1): 3

[64] 郭素英, 等, 2006. 儿童人工耳蜗植入术后调试结果的变化特点. 中华耳科学杂志, 4(3): 220-222

[65] 李月裳, 等, 2015. 聋生口语能力发展的比较研究. 现代特殊教育, (3): 3

[66] 刘博, 等, 2014. 言语噪声下汉语普通话声调测试系统的编制. 中华耳鼻咽喉头颈外科杂志, 49(9): 733-737

[67] 刘莎, 等, 2006. 普通话噪声下言语测试在方言人群中的应用. 临床耳鼻咽喉科杂志, 20(23): 4

[68] 刘莎, 等, 2007. 儿童版普通话噪声下言语测试的建立和初步应用. 见: 中华医学会第十次全国耳鼻咽喉-头颈外科学术会议论文汇编(上). 548-549

[69] 龙墨, 等, 2000. 儿童人工耳蜗植入术前准备和术后调试. 现代康复, 4(10): 1596-1597

[70] 钱宇虹, 等, 2008. 儿童人工耳蜗植入术后调试结果的变化特点. 听力学及言语疾病杂志, 16(4): 316-319

[71] 钱宇虹, 等, 2009. 人工耳蜗植入术后面神经刺激征的调试对策——附一例报告. 听力学及言语疾病杂志. 17(6): 576-577

[72] 孙喜斌, 等, 2007. 听觉功能评估标准及方法. 上海: 华东师范大学出版社.

[73] 陶仁霞, 等, 2019. 双耳双模式调试策略研究进展. 中华耳科学杂志, 17(6): 973-977

[74] 魏朝刚, 等, 2008. 儿童言语图像识别测试及在正常儿童的初步应用. 中华耳科学杂志, 6(1): 26-29

[75] 郗昕，2008. 噪声下的言语测听——评价助听器效果的重要手段. 中国听力语言康复科学杂志，6: 27-29

[76] 郗昕，等，2006. 人工耳蜗技术报告（Ⅳ）：手术及术后调试. 中国听力语言康复科学杂志，4: 22-26

[77] 郗昕，等，2010. 计算机辅助的中文言语测听平台的建立. 中国听力语言康复科学杂志，7(4): 31-34

[78] 银力，等，2005. Nucleus24 型人工耳蜗调试参数及参数的设定. 听力学及言语疾病杂志，(5): 358-361

[79] 银力，等，2009. X 线平片对人工耳蜗植入电极位置判定的意义. 听力学及言语疾病杂志，17(4): 376-379

[80] 银力，等，2014. 多媒体视觉强化测听法在人工耳蜗调试中的应用. 听力学及言语疾病杂志，22(2): 192-194

[81] 银力，等，2017. 人工耳蜗开机与调试——特殊问题探讨. 中国听力语言康复科学杂志，15(1): 10-12

[82] 张华，等，2006. 普通话言语测听材料的数字化录制与等价性分析. 临床耳鼻咽喉科杂志，20(22): 1011-1015

[83] 张宁，等，2009. 普通话儿童词汇相邻性单音节词表的编制. 听力学及言语疾病杂志，17(4): 313-317

[84] 郑芸，等，2011. 普通话早期言语感知测试（MESP）. 中国听力语言康复科学杂志，5: 19-23

附录1 人工耳蜗适应证及预期使用效果快速自测题

（针对双侧听力损失患者的术前评估）

您的姓名？＿＿＿＿＿＿＿＿＿＿＿＿＿＿＿

您的年龄（岁）？＿＿＿＿＿＿＿＿＿＿＿＿＿＿

填表人：○本人　○他人，与患者关系为＿＿＿＿＿＿＿＿＿＿＿＿＿

第一步，以下三个问题，如果您的答案均为否，则恭喜您符合做人工耳蜗的基本要求，可以前往第二步。

1. 我的双耳耳蜗没有发育。 是□　否□

2. 我双耳戴的两个助听器毫无效果，医师说我的听觉中枢有问题。 是□　否□

3. 我的身体很不好，麻醉和手术风险极高。 是□　否□

第二步，请仔细阅读以下问题，并进行回答。若是他人填写，请按照听力损失患者本人的情况进行回答。

1. 您说的话，陌生人能听懂的概率是？

2. 您主要靠什么方式理解对方的意思？

3. 您双耳极重度听力损失（完全听不到）有多少年？

4. 您的CT或磁共振报告是否显示内耳和听神经发育／结构正常或仅有大前庭？

5. 您是否有听神经瘤、神经脱髓鞘病变、核黄疸病？

6. 发生听力损失后，不戴助听器能否听到很大的声音（声响）？

7. 发生听力损失后，是否坚持每天配戴助听器？

8. 您是否有其他残疾？

9. 您本人或监护人想通过人工耳蜗获得听力的渴望程度是？

10. 您愿意在康复方面（在日常生活学习听声、说话、与人交流）投入多少收时间和精力？

11. 您平常有多少时间处于言语交流环境？

附录 2　与听力损失者的沟通策略

对于听力损失者：

- 注意聆听距离：离你需要听的内容 / 人更近一些。比如，参加会议时，坐在前排。
- 注意噪声环境：交谈时，减少造成听声干扰的背景噪声（电视、收音机、洗碗机等）。
- 观察对话者的脸部、嘴唇和手势，作为谈话内容的线索。
- 向对话者重复你听到的内容，以确保准确性。
- 放松，不要费力地去听每一个字，健听人也会忽略单字，会根据语境"填空"。
- 外出就餐，选择安静的餐厅，优先选择包间，包间有助于阻隔干扰的背景噪声和帮助听取同桌人的言语信号。

对于家庭成员及朋友：

- 以正常音量说话。声音太大会失真，而且像在发火。
- 跟对方面对面交流，谈话时不要走开。
- 谈及重要的部分时，应先引起对方的注意。
- 谈话要自然，节奏慢一点儿。
- 讲话时嘴里不要嚼东西。
- 讲话时不要用手挡住嘴巴。
- 如果对方误解了你的话，要重新组织语言，不要重复说相同的话。
- 关掉电视和收音机（背景噪声会干扰谈话）。

附录3　环境因素对人工耳蜗系统的影响

1. 辐射的影响

（1）射频辐射

a. 电磁炉：传输到炉具的能量相当高，但只要植入者在适当的距离，能量是不会传到植入者的（尽量避免使用电磁炉）。

b. 电子物品监察器：穿过或接近这些设备时可能会体验到声音失真，为避免发生，可以在接近这类设备时关闭处理器，尽管不太可能会引起警报，但应该携带植入者身份证明卡以便解释。

c. 金属探测系统：会产生强磁场，如在机场。

★　不应穿过这种系统，会引发报警系统，植入者应该携带人工耳蜗植入者身份卡。知会当值人员您有植入设备并要求除头部以外的手动扫描，及将声音处理器关闭。

X线对于体外部分毫无损坏因此可以接受检查。

d. 短波和微波透热疗法（注意！）

★　不可接受透热疗法。

大量的电流可能会感应进入电极从而引起组织破坏或植入体损坏。

采用超声的医用透热疗法可用在头颈以下部位。

e. 手机：对于植入者测试表明不会有未受控制的刺激产生，临床经验支持这个结论。体外部分（如麦克风）有可能造成声音失真，声音处理器麦克风专有设计高频抑制线路将这种干扰降到最低。

f. 发射塔：在距离广播或电视发射塔1～2km处，声音处理器处理声音质量可能会出现暂时的间歇失真，但不会损坏声音处理器。

手机发射塔产生的能量是较小的，特别是与将手机直接放到耳边相比，更加显得小些。至今尚无任何确定的及重复性干扰事例。

g. 乘机安全须知：飞行时可能会要求乘客关闭电子设备。声音处理器具有与计算机类似的内置射频发射器。应该知会航空公司职员关于你的听力损失问题，以便他们能提醒您相关安全措施。

（2）非离子辐射

紫外灯：紫外灯不会对植入体造成损坏。

（3）离子辐射

a. X线影像：X线作为医学影像学检查不会对植入体构成危害。应取下外部件。

b. 放射治疗：加速器产生离子辐射（γ-射线），其能量高于用于医学影像学检查的X线，（γ-射线）具有破坏电路的危险。

★　放疗不可直接用在植入体侧！必须取下外部件。

2. 电荷和电流

（1）电子流

a. 电疗 / 电刺激：感应电流具有破坏植入体或耳蜗组织的潜在危险，感应电流局限于电极间的组织，如果电极放置距离植入体 20cm 外处，电极间的电流就不会流到植入体，因此可以使用电刺激。

b. 水电浴同样不可接受，这是由于治疗时头部浸没于水中。

c. 电休克疗法（这是一种通过脑部电流治疗精神分裂或癫痫病的方法）。

★ 注意：不可接受电休克治疗。可以造成植入体或周围组织的损坏。

（2）电外科术：电外科学设备使用高频电流（300kHz～3MHz）在手术器械尖端产生组织切割或凝血效果。

a. ★ 经过电极的电流并造成植入体或周围组织的破坏，单级电外科设备不可用在人工耳蜗植入者的头颈部。

b. 双极电外科设备可用在患者的头颈部位。

c. ★ 烧灼电极不可接触植入体并且应距离电极 1cm 以上。

（3）静电放电

a. 日常生活 / 塑料滑梯

静电普遍存在于日常环境中，如经头部穿、脱衣服，下车等。

在人工耳蜗系统接触到物体或人体前，植入者应接触一种导体（如金属门把）。

★ 玩儿童滑塑料滑梯前，应当摘除声音处理器。

植入体内具有 ESD 防护线路因此可以提供高度的保护防止植入体损坏。

b. 电视 / 计算机屏幕

触摸电视或阴极射线管计算机屏幕可能导致静电释放到体外部分，从而损坏声音处理器电子成分或造成程序丢失。

计算机的液晶显示器不会有任何 ESD 风险。

3. 磁场

（1）MRI

★ 磁共振具有对内磁铁潜在退磁的风险，对植入者磁共振一般属于禁忌。除非植入体的制作是磁共振安全，植入者不应进入磁共振室除非有恰当的准备。

★ 大部分 Nucleus 22 型植入体与磁共振不兼容，因此不可进行该项检查。

★ Nucleus 24 型植入体具有可取出磁铁因此可以耐受高达 1.5T（最新研究表明可以耐受 3.0T）。

★ 患者进行磁共振检查前必须手术取出植入体磁铁。

★ 患者在进入磁共振室前必须取下体外部分。

★ MRI 的质量会受到植入体金属外壳的轻微影响。由于影像阴影会由植入体延伸数 cm，故而阴影区域内的病变诊断价值会缺失。

（2）静态磁场

★ 强磁场例如工厂（如金属分离机）：对植入者确实有危险，植入者必须远离有如附图1标志的区域。

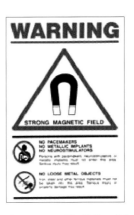

附图1　强磁场警告示例

4．机械碰撞

（1）运动/撞击

★ 一般性的体育活动和非接触性运动（如网球、高尔夫、羽毛球、长跑）：可以放心地佩戴头件和声音处理器，但需要保证其不受损坏，如撞击、进水、进沙土等，推荐用头戴耳背式人工耳蜗。

★ 激烈的运动（如足球、篮球、壁球）：这时可能需要将系统的外部件摘除。

★ 接触性运动（如拳击、跆拳道）：人工耳蜗植入者不应参与那些不可避免（或可能）造成对头部损伤、挤压或撞击的运动。如曲棍球和橄榄球之类的运动，可能对头部造成撞击，令植入体损坏和导致接收刺激器包装失效。因此应摘除外部件，并佩戴头部保护装置（如头盔）。

★ 建议使用头盔的运动（如自行车和滑水）：可以进行这些运动。最好使用头盔，以保护人工耳蜗的植入位点，使其免受撞击。头盔的质量要好。其垫撑需要修改为保护人工耳蜗植入的位置。可以摘除外部设备，这样就没有直接的压力作用于植入体本身或瘢痕处。

● 体操：进行体操运动必须小心谨慎。头盔可以提供一定程度的保护。同样，应摘除植入体的外部件。

● 游泳、跳水、潜泳和多数水上运动：只需摘除人工耳蜗系统的外部件，进行这些运动不会有问题。如果佩戴潜水镜，应小心确保绷带在皮下植入体接收刺激器的位置处不太紧。由于水压和其他可能的一些因素，在潜水时穿紧身的潜水服或头部设备可能造成一定的危险。因此您最好事先咨询您的手术医师。

● 对于航海和划船，建议使用头盔。

● 剧烈的赛跑、蹦极等：目前对于这些运动所造成的危害还不十分清楚。最好将外部设备摘除以避免其脱落。

● 虚拟现实游戏（virtual reality headsets）：只要植入者保证在植入体的位置处头箍不太紧，这种游戏是安全的。但由于头箍中的麦克风可能仅在耳的一侧，造成听音效果不佳，所以应检查是否其与植入体麦克风在耳的同一侧。

● 体育馆的踏车：确保该设备是接地的，否则会产生静电放电作用。建议摘除外部设备。

（2）超声波

● 超声波用于影像学诊断或透热疗法。超声能量渗入机体组织，部分能量被组织结构吸收，部分则被反射。吸收的能量对组织结构会造成机械力。

★ 不可将治疗性超声波直接用于植入体部位，但可用于头颈以下部位。

● 诊断性超声波可能可以用于植入体部位。

5. 其他可植入的设备

（1）无活性植入体

血管夹、骨螺钉和金属板：血管夹用于治疗大脑血管动脉瘤，手术时将一种小的金属（如钴）夹置于动脉瘤基底部。骨螺钉和金属板常由钛金制成，用于头颈部骨折，人工耳蜗与那些非磁性植入体间不会发生干扰或吸引。

（2）活性植入体

a. 起搏器和 ICD：已知起搏器或 ICD 与人工耳蜗间没有干扰，以低刺激率运作的人工耳蜗可能会干扰单级感应起搏器以及 ICD。

★ 为防止发生意外激活起搏器或 ICD 开关，起搏器和 ICD 厂商推荐将磁铁（如线圈磁铁）放在至少 15cm 远处。更多的信息请咨询起搏器 /ICD 厂商。

b. 磁性可编程分流阀系统：用于控制脑水肿患者的脑脊液压力，阀门的压力设定是通过使用磁铁吸附外部设备进行的。

★ 这种设备与人工耳蜗的结合是禁忌。因为线圈磁铁可能会意外导致改变阀门设置。

c. 每一种活性植入体设备均需要单独的研究以分析潜在的干扰途径，系统的规格可能因厂家而异，应就人工耳蜗是否会对其设备产生干扰向厂家咨询。

G

H

J

K

L

M

P

R

S

跋

历经三十三年人工耳蜗工作实践，三载笔耕，《人工耳蜗调试理论与实践》得以出版发行，终算了却了我的一份心愿。

回想自遵义医学院（现遵义医科大学）毕业分配入职深圳市华强医院（后改为深圳市红十字会医院，现为深圳市第二人民医院），我成为了一名耳鼻喉科医生，这使我与听力学结下了特殊的渊源，这一干就是十五年。

一次非常偶然的机遇，我获得了参加"中澳听力学教育项目"的入学机会，自此彻底改变了我的职业生涯。经过历时两年的专业系统的理论学习和实践训练，为我日后的听力学工作打下了坚实的基础。

回想二十余年的听力学工作生涯感慨万千，当年听力学教育项目播下的"种子"们在各自岗位上积极从事着听力学教育、科研和临床应用工作，已成为中国听力学事业蓬勃发展的引领力量。

笔者先后在澳大利亚科利耳公司和浙江诺尔康神经电子科技股份有限公司工作，期间专注于人工耳蜗的临床应用及科研并开展为大学在校的听力学研究生、本科学生，以及为植入中心（医院）和康复机构的听力师进行教学和咨询指导及培训工作。二十年来，我运用主客观法为数千名各年龄段的人工耳蜗植入者实施调试，总结出了一套适合我国人工耳蜗植入者特点的创新调试方法和技巧。其中特别是针对一些疑难病例通过优化参数、变化调试方法以及提供专业咨询指导，从而达到使植入者获得持续稳定和满意的聆听效果。

目前，由于国内外特别是国内尚缺乏系统性的人工耳蜗调试书籍供听力师参考，故近年来逐步萌生将自己所掌握的经典和现代调试理论知识和方法结合自己的经验体会编撰成书的想法。2020年春，藉新冠疫情被阻家中的机会，终于开始动笔潜心书写。经过三年的努力，加之得到中澳听力学教育项目同学和众多具有丰富人工耳蜗调试实操经验的听力师们的勘正和案例分享终于成书。

笔者虽殚精竭虑，仔细校验，反复勘正，但依然可能挂一漏万，错误在所难免，希望得到广大同道的悉心指正。

最后，感谢中澳听力学教育项目的发起人和组织者韩德民院士和许时昂老师，他们共同促成了中澳听力学教育项目的设立，对中国听力学的发展功不可没。同时我也由衷地感谢中澳听力学校的各位同学，以及参与本书编写的各位专家，是他们的努力共同促成了本书的出版。